Peter Geißler
Körperarbeit in der Psychotherapie

Forum Körperpsychotherapie · Band 12

Peter Geißler

Körperarbeit in der Psychotherapie

Erste Schritte zur Öffnung des Settings

Mit Vorworten von Markus Angermayr, Otto Hofer-Moser, Susanne Rabenstein und Bernd Rieken

Psychosozial-Verlag

Für Johanna und Petra in Dankbarkeit

Bibliografische Information der Deutschen Nationalbibliothek
Die Deutsche Nationalbibliothek verzeichnet diese Publikation
in der Deutschen Nationalbibliografie; detaillierte bibliografische Daten
sind im Internet über http://dnb.d-nb.de abrufbar.

Originalausgabe

Gesetzlich vertreten durch die persönlich haftende Gesellschaft Wirth GmbH,
Geschäftsführer: Johann Wirth
Walltorstraße 10, 35390 Gießen, Deutschland
06 41 96 99 78 0
info@psychosozial-verlag.de
www.psychosozial-verlag.de

Umschlagabbildung: © AdobeStock / photo_mts
Umschlaggestaltung und Innenlayout nach Entwürfen von Hanspeter Ludwig, Wetzlar
Druck und Bindung: Majuskel Medienproduktion GmbH
Elsa-Brandström-Straße 18, 35578 Wetzlar, Deutschland
Printed in Germany

ISBN 978-3-8379-3345-1 (Print)
ISBN 978-3-8379-6237-6 (E-Book-PDF)
ISSN 2567-5745

Inhalt

Vorwort von *Markus Angermayr*

Es ist ein sonniger Herbsttag in Bad Gleichenberg. Rund 12 Teilnehmende strömen in den Seminarraum, der mit bequemen Matten und bunten Sitzkissen ausgestattet ist: Erfahrungsräume für körperorientiertes Arbeiten und Berührung. Einer der Teilnehmer ist Peter Geißler. Ohne dass wir uns damals kannten, verband uns bereits das Motto des sechstägigen Seminars: »Bevor du sprichst, spricht der Körper zu dir.«

Ich war froh, erst am Ende der Woche zu erfahren, wer da inmitten unserer Gruppe mit am Boden gesessen hatte. Dass ich als Seminarleiter einen so bekannten Kollegen aus dem Bereich der Körperpsychotherapie durch die Selbsterfahrung begleiten durfte, hätte mich gewiss eingeschüchtert. Und dennoch fiel mir Peter Geißler schon damals in seiner Haltung auf: ruhig, verbunden, klar und präsent – dabei interessiert und neugierig, als wäre es auch für ihn die allererste Auseinandersetzung mit dem Thema. Er war bereit, sich auch selbst aufs Neue einem Zugang zu öffnen, der seine Kraft aus dem Spiel mit spontanen körperleiblichen Phänomenen und dem Eintauchen in präreflexive Zustände zieht.

Ein Jahr später, 2023, sollte es im Rahmen des Symposiums »Psychoanalyse und Körper« an der Wiener Sigmund Freud PrivatUniversität zu unserer nächsten Begegnung kommen. Peter Geißler leitet diese angesehene Fachveranstaltung seit vielen Jahren. Hier im Kreis der Kolleg:innen und Studierenden erlebte ich erstmals persönlich seine beeindruckende Fähigkeit, Praxiserfahrungen greifbar in einem Vortrag zu vermitteln – eine nicht zu unterschätzende Herausforderung beim Thema Körper. »Mache dich erfahrbereit«, soll Elsa Gindler, Pionierin der somatischen Körperarbeit in der ersten Hälfte des 20. Jahrhunderts, ihren Schüler:innen immer wieder geraten haben. Zentral sei dabei die therapeutische Haltung, jedoch nicht weniger bedeutend die Setting-Bedingungen.

Auch Peter Geißler setzt in der vorliegenden Publikation an diesem

Punkt an. Körperpsychotherapie braucht zuallererst eine geschützte Atmosphäre, einen sicheren Raum und einen haltgebenden Boden. So sind die ersten Kapitel seines Buchs als Vorbereitung zu verstehen auf »Was auch immer sich zeigen mag«. Es folgen Ausführungen zum nötigen Handwerkszeug und technische Anmerkungen, welche Adaptionen therapeutischen Arbeitens für den körperpsychotherapeutischen Prozess vonnöten sind. Dabei stellt Peter Geißler völlig richtig fest, dass Therapeut:innen, die in verbal orientierten Verfahren ausgebildet sind, eine spezifische Fortbildung brauchen, da sich beide Herangehensweise deutlich in Tiefe, Intensität und Rhythmus unterscheiden. Nicht umsonst findet der Autor die treffende Bezeichnung der »Kinderpsychotherapie mit Erwachsenen«: spielerisch, neugierig und experimentierfreudig. Es zeigen sich hier klare Parallelen zum Ansatz des existenziellen Groundings, jenem Zugang, der den existenzanalytischen Prozess körperpsychotherapeutisch erweitert.

Zuletzt geht Peter Geißler Fragen zu Effektivität und Risiken sowie der Indikation für die Arbeit im offenen Setting nach. Abgerundet wird das Buch von einem knappen, sehr komprimierten Ausblick, in dem die Leidenschaft des Autors für das Thema deutlich spürbar wird. Peter Geißler zeigt in alledem ein gutes Gespür für die wohldosierte Reduktion der Komplexität des Themas, z. B. anhand sparsam eingesetzter diagnostischer Überlegungen oder dem Ausklammern von Anmerkungen zum Thema körperliche Berührung. Das vorliegende Werk ist somit eine praktische Anleitung für die ersten Schritte in das Land der Körperpsychotherapie. Gleichzeitig steht hinter den aus psychodynamischer Sicht verfassten Zeilen aber auch eine Metatheorie, die für alle Fachrichtungen von Bedeutung ist.

In der Beschreibung seines phänomenologischen Ansatzes betont der Autor die Wichtigkeit der »Toleranz des Nicht-Wissens«. Dabei geht es zentral um das Aushalten von Unsicherheit und das Rechnen mit Unverfügbarkeit. Da ist ein Körper, der atmet, der Gewicht hat, und Gefühle, Gedanken und Empfindungen, die kommen und gehen, ein Name, der Ausdruck einer einzigartigen Person ist. Alles beginnt mit dem Da-Sein-in-der-Welt, das aller Reflexion vorrangig ist und niemals vollständig theoretisch eingeholt werden kann. »Zu den Sachen selbst« lässt sich der Ansatz in wenigen Worten zusammenfassen. Eine derart offene therapeutische Haltung, die sich im Öffnen des Settings widerspiegelt, bedeutet eine große Herausforderung im Umgang mit Übertragung und Gegenübertragung. Doch der Autor macht Mut: »Nicht alles muss durchs Nadelöhr der

Sprache.« In der körperorientierten Selbsterfahrung wird eine umfassendere und unabdingbare »Gegenübertragungskompetenz« entwickelt.

Genau darum erscheint es besonders stimmig, dass das vorliegende Buch bei der Praxis und am Setting ansetzt. Die vielen knapp und präzise geschilderten Fallvignetten und der Bezug auf Fragen von Studierenden machen das Buch sehr lebendig. Dennoch ist hinter dem Praxisschwerpunkt immer auch das breit gefächerte fachlich-theoretische Wissen des Autors zu spüren, der gern Hinweise auf aktuelle theoretische Diskussionen gibt. Dieses Buch versteht sich einerseits als Handreichung für Kolleg:innen, die sich auf den Weg machen, das klassische Setting zu erweitern, andererseits als Reflexionsanregung und Vergewisserung des eigenen Standorts für Therapeut:innen aller Schulen. Nicht zuletzt empfehle ich die Publikation allen an der Entwicklung von Psychotherapie interessierten Personen als eine ansprechende und lustvolle Lektüre.

Ich kann dem Autor in seiner bescheiden formulierten Zusammenfassung vollinhaltlich zustimmen: »Körperpsychotherapie ist kein Allheilmittel, aber fachkundig eingesetzt, ist sie eine Anleitung zum Lebendigsein.« Es ist schlichtweg von existenzieller Bedeutung, mit unserem Körper zu gehen und auf ihn zu hören. Ein gehaltvoller und unentbehrlicher Beitrag, den ich jedem und jeder ans Herz lege.

Vorwort von *Otto Hofer-Moser*

Neben den sich von Beginn an explizit als Körperpsychotherapien deklarierten Verfahren haben in den letzten Jahren auch viele andere, bisher in erster Linie auf verbaler Ebene arbeitende Psychotherapieschulen versucht, »den Körper« irgendwie, d. h. mit oder ohne differenziertere theoretische und praxeologische Fundierung, in ihre therapeutischen Ansätze miteinzubeziehen. Ein Motor für diese schulenübergreifende Entwicklung waren sicherlich die Erkenntnisse der Psychotraumatologie und deren neurobiologischer Hintergrund. Ohne Einbezug der leiblich-körperlichen Dimension, des sogenannten »Körper-State«, ist eine moderne Traumatherapie nicht wirklich denkbar. Der dabei gewählte Zugang fokussiert in der Regel auf das »Körpergewahr-Sein«[1] respektive – in Integrativer Begrifflichkeit – auf das »eigenleibliche Spürbewusstsein«[2] bzw. auf im Trauma »eingefrorene« Handlungssequenzen innerhalb der defensiven Handlungssysteme.[3]

Diese Arbeit am sogenannten »Körperselbst«, am »eigenleiblichen Spüren« steht auch im Zentrum dieser gelungenen Einführung in körperpsychotherapeutische Zugänge von Peter Geißler. Ihm geht es primär nicht um traumatische Hintergründe, sondern darum, aufzuzeigen, dass dieser Zugang prinzipiell für fast alle Patient:innen bzw. für fast alle Psychotherapieprozesse ein mehr oder weniger großer Gewinn sein kann und in vielen Fällen entwicklungsfördernde Prozesse ermöglicht, die verbal nicht oder nur sehr schwer zu initiieren sind. Dies gilt besonders, aber nicht nur für Patient:innen mit strukturellen Defiziten aus der präverbalen Zeit.

Diese Einschätzung teile ich voll und ganz, das ist auch meine langjäh-

1 Geuter (2019).

2 Schmitz (2009).

3 Ogden et al. (2010).

rige Erfahrung als Integrativer Therapeut mit Schwerpunkt Leibtherapie.[4] Die Integrative Therapie versteht den therapeutischen Prozess grundsätzlich als ein zwischenleibliches Geschehen zwischen zwei Leibsubjekten, in dem den personenspezifischen para- und nonverbale Ausdrucks- und Kommunikationsmustern für das Verständnis der therapierelevanten Problematik, zur Erreichung der Therapieziele und auch zur Schulung des »eigenleiblichen Spürens« eine wichtige Rolle zugeschrieben wird. In der Integrativen Therapie haben wir den Vorteil, dass die Kandidat:innen von Beginn ihrer Ausbildung an sowohl im gruppentherapeutischen Setting der Ausbildungsgruppen als auch in ihren individuellen Lehrtherapien diese verschiedenen leibtherapeutischen Zugänge vermittelt bekommen. Das erleichtert ihnen, später als Therapeut:in diese Ebene in ihre Therapieprozesse ganz selbstverständlich miteinzubeziehen. Und doch bemerke ich als Lehrsupervisor – und manchmal durchaus auch bei mir selbst –, dass diese Selbstverständlichkeit bei Psychotherapeut:innen unter Supervision schnell wieder verloren gehen kann und diese sich mit der Patient:in erst wieder vorwiegend auf einer verbalen oder kreativ-therapeutischen Ebene bewegen.

Eine der Stärken des vorliegenden Buchs ist es nun, dass es diese körperbezogenen Zugänge gerade durch seinen bewusst einfach und kleinschrittig gehaltenen Aufbau, durchaus auch bei erfahrenen Leibtherapeut:innen, aus dem latenten Repertoire wieder ins Aktive zu holen vermag. Studierende der Integrativen Therapie könnten darüber hinaus durch dessen leicht verständliche und ausführliche Systematik sowie den vielen gut ausgewählten und leicht nachvollziehbaren Prozessvignetten profitieren. Und gewisse Unterschiede zum Integrativen Vorgehen, vor allem die Betonung der psychodynamischen Perspektive, ebenso wie Unterschiede in manchen Begrifflichkeiten könnten gerade aus dieser Differenz heraus den leibtherapeutischen Aneignungsprozess und die Ausbildung einer eigenen prägnanten therapeutischen Identität unterstützen.

Es gelingt Peter Geißler sehr gut die Balance zu halten zwischen der Ermutigung für Anfänger:innen, die dargestellten körperpsychotherapeutischen Zugänge Schritt für Schritt selbst einzusetzen (»Schauen wir mal, was passiert, wenn …«), der Betonung der Notwendigkeit, sich gleichzeitig einer mehrjährigen leiborientierten und leibzentrierten Einzel- und Gruppenselbsterfahrung zu unterziehen, sowie der Betonung der Notwen-

4 Hofer-Moser (2018).

digkeit begleitender Supervision durch eine leibtherapeutisch geschulte Supervisor:in. Diese Einführung ist zwar in erster Linie für Studierende der Psychoanalyse und Individualpsychologie in einem fortgeschrittenen Stadium geschrieben und diese können sicherlich sehr davon profitieren und sich ermutigt fühlen, sich auf dieses von vielen Psychoanalytiker:innen weiterhin sehr skeptisch bis ablehnend beäugte Gebiet vorzuwagen als eine sinnvolle Erweiterung ihres therapeutischen Repertoires. Doch letztlich ist diese Einführung in Sprache und Aufbau so geschrieben, dass alle an Leibtherapie respektive Körperpsychotherapie interessierten Studierenden ebenso wie fertige Therapeut:innen anderer Therapierichtungen darin viele wichtige und hilfreiche Anregungen finden können.

Peter Geißler hat im Laufe seines bisherigen Lebens zahlreiche Bücher veröffentlich als Autor und als Herausgeber. Im vorliegenden Werk geht es ihm wohl weniger um ein Resümee des Bisherigen als um eine Art Vermächtnis, um das Bemühen, sein auf langjähriger reicher Erfahrung aufbauendes Verständnis und seine daraus abgeleitete Praxis einer psychodynamisch-körperpsychotherapeutischen Therapie der nächsten Generation zu vermitteln, ja sie vielleicht sogar dafür zu begeistern. Dafür wünsche ich ihm viel Erfolg und diesem Buch möglichst zahlreiche Leser:innen.

Literatur

Geuter, U. (2019). *Praxis Körperpsychotherapie. 10 Prinzipien der Arbeit im therapeutischen Prozess*. Springer.

Hofer-Moser, O. (2018). *Leibtherapie. Eine neue Perspektive auf Körper und Seele*. Psychosozial-Verlag.

Ogden, P., Minton, K. & Pain, C. (2010). *Trauma und Körper. Ein sensumotorisch orientierter psychotherapeutischer Ansatz*. Junfermann.

Schmitz, H. (2009). *Der Leib, der Raum und die Gefühle*. 2. Aufl. Aisthesis.

Vorwort von *Susanne Rabenstein*

Erst unlängst fragte mich eine Studentin in einem Seminar über Behandlungstechnik, ob sie und ihre Kolleg:innen in der Ausbildung nicht mehr über körperpsychotherapeutische Aspekte lernen müssten, wenn diese so wichtig seien. Ich konnte die Frage nur bejahen, musste aber einräumen, dass es nicht Teil der Grundausbildung der fachspezifischen Methode ist, diesbezüglich tiefgehendere Kenntnisse zu vermitteln. Versetze ich mich in die Studentin hinein, so stelle ich mir vor, dass es verunsichernd ist, einerseits von der Bedeutung des Körpers in der Psychotherapie zu erfahren und damit den Auftrag zu erhalten, die körperliche Ebene in die Therapiearbeit einzubeziehen, andererseits aber nicht näher dazu informiert zu werden. Ziemlich zeitgleich fragte mich mein Kollege Peter Geißler, der bekanntermaßen die Analytische Körperpsychotherapie mitbegründet und jahrzehntelang in diesem spannenden Feld als einer der Pioniere gearbeitet, geforscht und publiziert hat, ob ich ein Vorwort zu diesem Buch verfassen möchte.

Der Einladung komme ich nur allzu gern nach, zumal er mit *Körperarbeit in der Psychotherapie. Erste Schritte zur Öffnung des Settings* genau das Anliegen der Studentin trifft, die vielen in der Ausbildung aus der Seele gesprochen hat. Als Autor schreibt er mit diesem Buch der genannten Verunsicherung entgegen und bereitet den Boden für eine grundlegende Neuausrichtung im Sinne einer Erweiterung des Settings um die Dimension der »Körperarbeit«. Sein Ausgangspunkt ist eben zuerst die Perspektive von Student:innen: Aus den Fragen, die diese aus ihrer eigenen körperorientierten Selbsterfahrung heraus für die Arbeit mit Patient:innen entwickelt haben, generiert der Experte praxisbezogene Überlegungen und zieht so den roten Faden durch den anleitenden Text. Kurzweilig und kompakt dringt er konsequent durch die essenziellen Themen vor, um eine Basis für Neulinge bei der Umsetzung in der Patient:innenarbeit zu schaffen. Entlang dessen skizziert er den theoretischen Rahmen, im Vordergrund steht aber die Behandlungspraxis. Dadurch ist ihm ein äußerst hilfreicher Praxisleitfaden für den Start beim körperbezogenen Arbeiten gelungen.

Im vorliegenden Buch verweist Peter Geißler zunächst auf die Körperwahrnehmung und rückt so die Arbeit am Körperselbst ins Zentrum. Damit betont er nicht nur einen basalen Faktor des körperorientierten Vorgehens, sondern mildert auch überhöhte Erwartungen ab und entkräftigt Vorurteile, dass Körperpsychotherapie (gleich) mit Berührung oder mit intensiven Gefühlen einhergehen müsse, auch wenn dafür die genannte Sensibilisierung ein Grundstein ist. Im Weiteren spannt er den Bogen zum Interaktionellen der Körperarbeit bis hin zum szenischen Dialog mithilfe des Körpers, seiner Resonanz und zu Probehandlungen. Diese von ihm als »körpernahe Erfahrungen« bezeichneten Therapie- und somit Beziehungsangebote erklärt er als Marker dafür, was in Gang kommen kann und worin der Unterschied zu einem rein verbalen Vorgehen liegt. Fallvignetten und Fotos, mit denen er Einblick in seine Arbeitsweise gibt, machen anschaulich, was gemeint ist. So formt sich vor dem geistigen Auge der Leser:innen eine Vorstellung vom Potenzial psychodynamisch orientierter Körpertherapie. Ein erstes Tätigwerden auf diesem Gebiet entgegen etwaigen Hemmnissen wird greifbar.

Das Schöne an dem Buch ist, dass es noch vor dem eigentlichen Tätigwerden beim »Punkt Null« der körperorientierten Arbeit ansetzt und genau jene Aspekte beleuchtet, die noch vor der Idee innere oder äußere Hürden bilden können, wie bspw. die Therapieausstattung, erforderliche Fähigkeiten bzw. das Handwerkszeug. Darauf aufbauend erläutert Peter Geißler die Aufgaben als Körperpsychotherapeut:in – dabei stellt er sich in seinen Überlegungen kritischen Fragen wie der Abstinenz, der Sexualisierung bei Berührung oder der Gegenübertragungskapazitäten beim körperorientierten Vorgehen. Dies, in Kombination mit Ausschnitten von körpernahen Therapieszenen, lassen ein konkretes Bild von einem »Wie« entstehen, was die spezifische Herangehensweise betrifft. Hinsichtlich dessen nimmt er die therapeutische Technik als Gegenstand in den Fokus, auf der körperorientierten Handlungsebene und gleichzeitig in Bezug auf die körperorientierte Fragetechnik. Dies dient ihm zur Demonstration, wie Therapeut:innen gemeinsam mit ihren Patient:innen vom Körper bzw. vom Innenraum für Körperwahrnehmungen ausgehend mentale, emotionale wie bewegungsbezogene Regungen und Impulse aufspüren und in den äußeren Raum bringen und erkunden können.

Mit dem vorliegenden Buch gibt Peter Geißler einen fachkundigen Überblick und erschließt den Leser:innen nicht nur die Chancen (wie auch die Risiken) der körperorientierten psychodynamischen Psychotherapie. Vielmehr wird sich für so manchen nach der Lektüre die Lust auf eigenes Ausprobieren einstellen, und sei es zunächst über den Impuls, eine Selbsterfahrung im offenen Setting zu versuchen – der vom Autor ohnehin als unbedingte Voraussetzung genannte »allererste« Schritt. Zu empfehlen ist sein Buch gleichermaßen für Student:innen, für Therapeut:innen, die jung im Beruf sind, aber auch für diejenigen, die schon länger tätig sind und das körperpsychotherapeutische Feld als neues Terrain entdecken wollen – für all jene ist es ein ermutigender »Türöffner« in den körperorientierten Therapieraum, um einen fundierten Einblick zu erhalten.

Vorwort von *Bernd Rieken*

Es ist lange her, da hatte ich einen Patienten – einen klugen Akademiker, aber mit Zwangsstörung und einer Neigung zum Perfektionismus –, der einmal meinte, es sei frustrierend, Bücher zu lesen, auch wenn sie auf den ersten Blick haargenau den eigenen Interessen und Neigungen entsprächen. Denn in jedem Buch finde man Passagen, die, dächte man genauer nach, neue Fragen aufwürfen, aber nicht beantwortet würden. Also solle man selbst ein eigenes Buch schreiben in der Hoffnung, dass es dann den eigenen Vorstellungen entspricht. – Wenn man das nicht tut, muss man sich halt mit dem Guten statt dem Vollkommenen begnügen, was Perfektionist:innen ein Unbehagen bereitet. Umso mehr gilt das für einführende Werke, die sich mit praktischen Belangen befassen, denn diese können unmöglich auf alle Fragen Antworten geben, die sich in der Praxis mit ihrer Vielfältigkeit und Unvorhersehbarkeit auftun. Man denke an das Unterrichten oder, was für uns naheliegender ist, an die Praxis der Psychotherapie. Noch mehr gilt das indes für jene Werke, die sich mit psychotherapeutischer Arbeit am Körper beschäftigen, denn das lernt man in der üblichen Ausbildung nicht – außer in den explizit körperbezogenen – und schon gar nicht in den psychodynamischen Verfahren.

Darum hat Peter Geißler mit dem vorliegenden Buch eine Einführung in das Handwerkszeug analytischer Körperpsychotherapeut:innen verfasst, und er kommt damit zumindest in die Nähe dessen, was sich mein damaliger Patient gewünscht hat: Antworten auf eine Vielzahl von Fragen in einem unsicheren Terrain, die uns wie ein Kompass durch das »weite Land« der psychotherapeutischen Arbeit mit dem Körper führen. Das Ganze angereichert mit anschaulichen Fallbeispielen und wichtigen Fragen bzw. Gesichtspunkten, die in tabellarischen Übersichten Orientierung vermitteln. Und dazu in einer lebendigen Sprache mit einfachen Worten verfasst und doch ein komplexes Thema auf den Punkt bringend – und nie in eine dogmatische Position abgleitend, sondern stets das Für und Wider sorgsam abwägend. Das ist eine Leistung, die man nicht hoch genug einschätzen kann. Und eigentlich habe ich auch nichts anderes erwartet, denn Peter Geißler kennt sich mit dem Thema sehr gut aus, hat dazu eine Vielzahl an Büchern und Aufsätzen verfasst und bietet unter anderem im Rahmen des »Wiener Symposiums Psychoanalyse und Körper« Fortbildungen an, in den letzten Jahren im Rahmen des Fachspezifikums Individualpsychologie an der Sigmund Freud PrivatUniversität Wien.

Die bereits erwähnte nicht-dogmatische und somit pluralistische Haltung ist in psychodynamischen Kreisen beileibe keine Selbstverständlichkeit, stellen herkömmliche Ausbildungsvereine doch, nach einem bekannten Wort, eine Mischung aus »Berufsschule und Priesterseminar« dar.[1] Das hat zu tun mit der Komplexität des Gegenstands, denn das psychotherapeutische Arbeiten ist nicht leicht zu erlernen und man stößt immer wieder auf Unerwartetes – meiner Meinung nach ist man die ersten drei bis fünf Jahre Anfänger:in, und erst nach ungefähr zehn Jahren weiß man so ungefähr, was man zu tun hat. Da kann es dann beruhigend wirken, wenn einem in der Ausbildung vermittelt wird, wie man »richtig« arbeitet, wie man »analytisch« arbeitet etc. – und schon sitzt man in der Falle des Dogmatismus. Dabei gibt es in der Psychoanalyse bereits seit Anbeginn unterschiedliche Strömungen. Der Mainstream war und ist zwar, um es mit Johannes Cremerius zu formulieren, die »paternistische Vernunfttherapie«[2] mit ihrem Schwerpunkt auf Einsicht und Deutung, repräsentiert durch Sigmund Freud und seine Anhänger:innen, auch wenn sich der Begründer der Psychoanalyse selbst nicht strikt an seine Vorgaben vor allem hinsichtlich der Abstinenz gehalten hat.[3] Andererseits existiert mit Sándor Ferenczi seit Anbeginn eine alternative Richtung, die Cremerius als »mütterliche Liebestherapie«[4] bezeichnet und die wir bspw. bei Ferenczis Schüler Michael Balint antreffen. Dieser fand gar nichts dabei, eine Patientin einen Purzelbaum schlagen zu lassen oder, wenn er es für angemessen hielt, die Finger einer anderen Patientin zu halten.[5]

Damit kommt der Körper ins Spiel und demzufolge eine umfassendere Sicht auf den Menschen, womit implizit zwei grundlegende wissenschaftliche

1 Cremerius, 1995, S. 15.

2 Cremerius, 1990a, S. 208.

3 Cremerius, 1990b.

4 Cremerius, 1990a, S. 208.

5 Balint, 1997, S. 155, 164.

Zugänge angesprochen werden: auf der einen Seite ein technologisch-mechanistisches Selbst- und Weltverständnis mit einer betonten Distanz zwischen Subjekt und Objekt, einer Konzentration auf die intellektuellen Vermögen, einer prononcierten Herrschaftsrolle des Forschenden bzw. Wissenden und anderes mehr.[6] Freud wollte ja die Psychoanalyse als Naturwissenschaft konzipieren, um vom Mainstream der Medizin akzeptiert zu werden, und das schlägt sich in seiner Theorie unter anderem in mechanistischen, der Physik entlehnten Begriffen nieder, etwa »psychischer Apparat«, »Widerstand«, »Projektion«, »Übertragung« und »Gegenübertragung«.[7] Die kühle Distanziertheit klassischer Analytiker:innen repräsentiert diesen Zugang – doch ihm steht auf der anderen Seite als alternatives Modell eine ganzheitliche Sicht gegenüber, die wissenschaftsgeschichtlich mit der »Vorstellung des lebendigen, organischen Kosmos« verknüpft ist. Dazu zählen »Phantasie, Gefühl, Stimmung, Befindlichkeit, sogar Leiblichkeit und Praxis«.[8]

Philosophiehistorisch zählen diese Eigenschaften indes zu den »niederen Vermögen«, während Verstand, Urteilskraft und Vernunft den »oberen Vermögen« angehören.[9] Selbstverständlich befassen sich zwar auch klassische Analytiker:innen mit »Gefühl« und »Stimmung« – schließlich geht es ja um die Psyche –, aber es besteht erstens eine klare Distanz zwischen ihnen und den Patient:innen, und zweitens wird die »Leiblichkeit« in der Regel außen vor gelassen. Bei den »mütterlichen Liebestherapeut:innen« werden diese Punkte indes zum Teil berücksichtigt, weswegen sie eher in der wissenschaftlichen Tradition einer ganzheitlichen Sicht stehen, und noch mehr gilt das für Individualpsycholog:innen, wie bereits der Name deutlich macht, da bekanntlich das lateinische Adjektiv *individuus* übersetzt »ungeteilt«, »ungetrennt« bedeutet. Das Ganzheitliche ist vielleicht weniger präzise als das Analytische, aber beides ist sinnvoll. In einem Interview mit der Tageszeitung *Der Standard* habe ich das in leichter Zuspitzung einmal folgendermaßen formuliert:

---

6 Siehe Gloy, 1996, S. 7.

7 Andererseits betrachtete Freud seine Patient:innen nicht als »Fall«, der, wie in der damaligen Psychiatrie, unter bloßer Gesetzmäßigkeit zu subsumieren wäre, sondern als Individuen mit einem *individuellen* Unbewussten. Hinzu kommt das Phänomen der Deutung, das eine gewisse Nähe zur Hermeneutik aufweist, allerdings nicht den offenen Horizont hat wie in den Geisteswissenschaften, abzulesen etwa am psychoanalytischen und am literaturwissenschaftlichen Symbolbegriff, weswegen man aus heutiger Sicht die Psychoanalyse am ehesten zwischen Natur- und Geisteswissenschaft einordnen kann.

8 Ebd., S. 7f.

9 Siehe z. B. Lichtenfels, 1855, S. 117–130.

> »Die Freud'sche Psychoanalyse verhält sich zu der von Adler gegründeten Individualpsychologie in etwa so wie Deutschland zu Österreich. Die Psychoanalyse ist deutsch: präzise, ordentlich und fast pedantisch in der Ergründung des Unbewussten. Die Individualpsychologie ist weniger präzise und sozusagen etwas gemütlicher.«[10]

Und noch etwas kommt hinzu, das die Individualpsychologie als besonders geeignet erscheinen lässt im Kontext einer nicht nur analytischen, sondern auch ganzheitlichen Betrachtungsweise, die offen ist für körperliche Vorgänge, nämlich die zentrale Bedeutung des Begriffs »Bewegung«. In diesem Buch heißt es dazu: »Kategorien sind etwas Statisches, lebendige Prozesse hingegen sind von ihrer Natur her nicht statisch, sondern ununterbrochen in Bewegung, wie Wettervorgänge, die sich stetig verändern. *Leben ist Bewegung*« (S. 58).

Peter Geißler bietet einige anschauliche Beispiele dafür, wie ein ins Stocken geratener analytischer Prozess wieder in Gang gebracht werden kann, vor allem bei »verkopften« Menschen, bei denen die »höheren Vermögen« wie Vernunft und Verstand im Vordergrund stehen. »Bewegung« ist also das Zauberwort, genauso in der Körpertherapie wie in der Individualpsychologie. Daniel Geißler, individualpsychologischer Psychotherapeut und Sportwissenschaftler, hat über die prominente Rolle der Bewegung bei Alfred Adler eine kluge Dissertation verfasst und belegt eindrucksvoll die Sinnhaftigkeit des Miteinanders von psychischer und körperlicher Bewegung.[11] Ihre herausragende Bedeutung in der Individualpsychologie hat auch mit Adlers politischer Sozialisation zu tun, denn er war Sozialist und als solcher glaubt man an Fortschritt, Veränderung und Bewegung, in der individualpsychologischen Theorie abzulesen etwa an der Betonung der unbewussten Intentionalität *(Causa finalis)*, die nicht auf die Vergangenheit, sondern auf die Zukunft gerichtet ist.[12]

Betrachtet man all das, ist es gut, dass Peter Geißler nicht nur Fortbildungen im Bereich der analytischen Körperpsychotherapie anbietet, sondern auch das vorliegende Buch verfasst hat, das eine ideale Ergänzung dazu darstellt.

10 Pollack, 2008, o. S.

11 D. Geißler, 2018.

12 Andererseits ist Alfred Adler zeitlebens ein psychodynamisch orientierter Psychotherapeut geblieben, der um die determinierenden Einflüsse der Kindheit wusste und dem ein skeptisches Menschenbild zu eigen war, abzulesen etwa an dem bekannten Zitat aus seinem Spätwerk *Der Sinn des Lebens* (1933b/2008, S. 56): »Menschsein heißt, ein Minderwertigkeitsgefühl zu besitzen, das ständig nach seiner Überwindung drängt.«

Literatur

Adler, A. (1933b/2008). *Der Sinn des Lebens*. Hg. v. R. Brunner. In *Alfred Adler Studienausgabe, Bd. 6* (S. 7–176). Vandenhoeck & Ruprecht.

Balint, M. (1997). *Therapeutische Aspekte der Regression. Die Theorie der Grundstörung*. 2. Aufl. Klett-Cotta.

Cremerius, J. (1990a). Gibt es *zwei* psychoanalytische Techniken? In ders., *Vom Handwerk des Psychoanalytikers. Das Werkzeug der psychoanalytischen Technik, Bd. 1* (S. 187–209). frommann-holzboog.

Cremerius, J. (1990b). Freud bei der Arbeit über die Schultern geschaut. – Seine Technik im Spiegel von Schülern und Patienten. In ders., *Vom Handwerk des Psychoanalytikers. Das Werkzeug der psychoanalytischen Technik, Bd. 2* (S. 326–363). frommann-holzboog.

Cremerius, J. (1995). Die Zukunft der Psychoanalyse. In ders. (Hg.), *Die Zukunft der Psychoanalyse* (S. 9–55). Suhrkamp.

Geißler, D. (2018). *Bewegende Individualpsychologie. Körperliche Aktivität als gesundheitsförderndes Element in der Psychotherapie*. Psychosozial-Verlag.

Gloy, K. (1996). *Das Verständnis der Natur, Bd. II. Die Geschichte des ganzheitlichen Denkens*. Beck.

Lichtenfels, J. (1855). *Lehrbuch zur Einleitung in die Philosophie. Allgemeine Einleitung, Psychologie, Logik*. Braumüller.

Pollack, K. (2008). »Groß, stark und gleichwertig werden«. Individualpsychologie ist eine tiefenpsychologische Richtung, die den unbewussten Zweck von Problemen erforscht – Bernd Rieken über Minderwertigkeit und Kompensation. In *Der Standard*, 01.09.2008. https://www.derstandard.at/story/1219938579607/gross-stark-und-gleichwertig-werden

Einführung

Anlässlich des zehnjährigen Bestehens des Fachspezifikums Individualpsychologie an der Sigmund Freud PrivatUniversität Wien fand das 10. Wiener Symposium »Psychoanalyse und Körper« im Juli 2016 statt. Das Tagungsthema lautete: »Der Körper in der Individualpsychologie«. 15 30-minütige Vorträge[1] und sechs Kurzworkshops (zu zweimal 90 Minuten) sowie ein Ganztagesworkshop vor Beginn der Tagung vermittelten den Student:innen[2] einen ersten Einblick in körperbezogenes Arbeiten. Im Anschluss an die Tagung formierte sich eine Gruppe von knapp 20 Student:innen mit dem Wunsch nach weiterführender Selbsterfahrung. Die meisten von ihnen arbeiteten bereits mit Patient:innen unter begleitender Supervision. Bis zum Ausbruch der Coronapandemie fanden jährlich an die drei Wochenendseminare statt, die Christine Geißler und ich leiteten. Die Fortbildung war anfangs ausschließlich selbsterfahrungsmäßig ausgerichtet, dann kamen zunehmend häufiger Ausschnitte aus Behandlungen zur Sprache, gleichsam erste Schritte, das Behandlungssetting im Hinblick auf Körpererfahrungen zu öffnen.

Unter Settingöffnung verstehe ich ein Vorgehen, das es ermöglicht, die in verbal geführten Therapien übliche Sitzanordnung (Gegenübersitzen auf Stühlen oder Liegen auf der analytischen Couch) vorübergehend oder dauerhaft aufzugeben, um sich einer Erfahrungsdimension zu öffnen, die sich ohne diese Öffnung nur unzureichend erschließen ließe. Beide – Patient:in und Therapeut:in – verlassen den vertrauten, den »sicheren Raum«. Verständlich war daher die anfänglich große Verunsicherung der Student:in-

1 Die Vorträge wurden publiziert in P. Geißler & Rieken, 2017.

2 Ich verwende in diesem Buch folgende Schreibweise zum Gendern: die Patient:in. Sofern spezifische Geschlechterzuordnungen eine Rolle für die jeweilige Vignette spielen, vermerke ich es gesondert.

nen, in der Arbeit mit ihren Patient:innen das aus der eigenen Lehranalyse gewohnte Couchsetting hinter sich zu lassen und dann und wann Neues auszuprobieren. Für sie und all jene, die künftig Interesse daran haben, den Schritt ins offene Setting zu tun, ist das vorliegende Büchlein gedacht.

Im Zuge der Wochenendseminare wurden wichtige Fragen gestellt und in der Gesamtgruppe diskutiert. In einem kleineren Kreis wurden sie in einem zweiten Schritt systematisiert. Es handelte sich um folgende Fragestellungen:

- Welche Voraussetzungen müssen überhaupt erfüllt sein, um im offenen Setting arbeiten zu können?
- Welches Handwerkszeug benötige ich, um auf diese Weise arbeiten zu können?
- Wie muss meine Praxis eingerichtet sein, wenn ich auf diese Weise arbeiten will?
- Wenn ich das Setting öffne: Brauche ich dafür eine eigene Ausbildung?
- Braucht es für diese Form der Arbeit eine eigene Theorie? Oder reicht die psychoanalytische oder individualpsychologische Theorie, wie sie an Universitäten (in Vereinen) gelehrt wird, aus?
- Was bringt die Arbeit im offenen Setting zusätzlich, wenn ich es mit der üblichen psychoanalytischen Arbeit vergleiche?
- Ist die Arbeit im offenen Setting schneller und/oder effektiver?
- Ändert sich in der körpertherapeutischen Arbeit meine Rolle als Therapeut:in?
- Kann ich im offenen Setting immer arbeiten oder gibt es Kontraindikationen? Gibt es »No-Gos«?
- Kann mir etwas passieren, wenn ich ins offene Setting gehe? Gefährde ich mich dadurch? Gefährde ich die Patient:innen?
- Wie heftig können emotionale Reaktionen in dieser Form therapeutischer Arbeit werden?
- Was mache ich, wenn ich einen emotionalen Prozess bei der Patient:in in Gang bringe, der mich in der Folge überfordert?
- Ist die Gefahr eines unerwünschten unkontrollierbaren Geschehens größer als im verbalen Setting?
- Was mache ich, wenn die Sache wirklich aus dem Ruder läuft?
- Brauche ich eine besondere Form der Supervision, wenn ich im offenen Setting arbeite, oder kann mich jede psychoanalytisch ausgebildete Supervisor:in betreuen?

Ausgehend von diesen Fragen entstand ein vierteiliger Artikel, der in der Zeitschrift *Psychoanalyse und Körper* in den Heften 34–37 veröffentlicht wurde.[3] Im Kern war dieser Artikel ein erster Versuch, auf die Fragen der Student:innen einzugehen, und stellte zugleich eine entscheidende Vorarbeit für das vorliegenden Buch dar. Ich danke an dieser Stelle Petra Hitthaler-Waigner, Julia Polz, Christine und Daniel Geißler für die vorausgegangenen intensiven Diskussionen. Anmerken möchte ich an dieser Stelle auch gleich, dass ich mich in den folgenden Ausführungen wesentlich auf die hier angeführten Fragen konzentriere. Andere, möglicherweise genauso wichtige Fragen werden zunächst hintangestellt. Die Fragen der Student:innen entstanden aus ihren ersten Versuchen heraus, die aus ihrer Selbsterfahrung gewonnenen Einsichten in die praktische Arbeit mit Patient:innen umzusetzen. Darum geht es mir daher in meinen Ausführungen.

Es ist sehr gut nachvollziehbar, dass die Auseinandersetzung mit körpertherapeutischen Elementen einschließlich der Öffnung des Behandlungssettings zu einer tiefgreifenden Verunsicherung führt, weil sich bestimmte Parameter im Vergleich zum üblichen psychodynamischen Vorgehen tatsächlich verändern. Bildlich gesprochen ist es so, wie wenn man den sicheren Boden, den man beim Gehen fühlt, verlässt, ins Wasser geht und sich in diesem neuen Element erst zurechtfinden muss, weil so vieles anders ist und auf einen einwirkt. Die körperlichen Erfordernisse im neuen Element Wasser sind andere als jene, die wir uns einst angeeignet haben, als wir als kleine Kinder das Gehen erlernt haben, obwohl auch diese Errungenschaft zunächst verunsichernd war. Haben wir aber einmal *erfahren*,[4] dass uns Wasser genauso tragen kann wie der Boden unter unseren Füßen und dass wir nicht untergehen, auch wenn das anfangs unsere Angst war, bewegen wir uns auch im Wasser ganz selbstverständlich, vorausgesetzt wir tun es oft genug.

Die anfängliche Verunsicherung betrifft übrigens nicht nur Student:innen. Nicht anders ergeht es erfahrenen Psychoanalytiker:innen! Wir

3 C. Geißler et al., 2019a, b; 2020a, b.

4 Selbstverständlich ist auch das psychoanalytische Couchsetting ein *Erfahrungs*raum. Da in diesem Setting jedoch das »Sprechen über …« dominiert, ist es der im Allgemeinen vertrautere Erfahrungsraum gegenüber jenem im offenen Setting, in dem im inneren Erleben »alles möglich« erscheint, was große Verunsicherung auslösen kann. Die Begrenztheit der Handlungsmöglichkeiten im Couchsetting (Sprechen ist *die* dominierende Handlungsmöglichkeit) hat demgegenüber eine entängstigende Komponente. Mit *Erfahrung* im hier gemeinten Sinn ist daher eine umfassende Qualität gemeint, bei der das »Sprechen über« nicht im Mittelpunkt des Erlebens steht.

wissen das aufgrund einer eigenen Untersuchung, die Gisela Worm und ich vor etlichen Jahren durchgeführt haben. Wir befragten erfahrene Psychoanalytiker:innen, die bei ihr über mehrere Jahre einen ähnlichen Selbsterfahrungsprozess durchgemacht hatten wie unsere Student:innen.[5] Die Rückmeldungen waren durchaus vergleichbar: Einerseits wurde von großer Verunsicherung und damit verbundener fundamentaler Neuorientierung im therapeutischen Handeln berichtet. »Es gibt keine Rückzugslinie mehr, wenn man mit dem Körper arbeitet!« war eine wiederholte Rückmeldung. Andererseits konnte, so der Tenor, von einer Bereicherung und Verlebendigung therapeutischer Prozesse berichtet werden. Zwei unserer Student:innen haben ihre persönlichen Eigenerfahrungen ausführlich in schriftlicher Form dokumentiert.[6]

Psychodynamische Körperpsychotherapie ist eben nicht bloß eine in ihrer Essenz leicht erlernbare Erweiterung psychodynamischer Psychotherapie um die körperliche Dimension, wie man sie sich in einem einzigen Wochenendseminar aneignen und sie dann gleich in der konkreten Arbeit mit Patient:innen ausprobieren kann. Sie erfordert das Einlassen in einen kontinuierlichen Prozess. Mit diesem Einlassen auf die körperliche Dimension und auf die konkret-körperliche Handlungsebene ist ein tiefgreifender Paradigmenwechsel verbunden, der sich allmählich in aller Tragweite erschließt.

Das vorliegende Buch folgt der Idee, den Einstieg in die Öffnung des Settings und in die körperbezogene Arbeit in möglichst einfacher und nachvollziehbarer Weise für Student:innen sowie interessierte Praktiker:innen darzulegen. Ich spreche von *Patient:innen* und nicht von Klient:innen, weil sich Menschen an uns wenden, die leiden, was sich im lateinischen Wort *patiens* wiederfindet: leidend, erduldend. Ich spreche von *Körper* und nicht, wie manche das tun, von Leib, weil Körper und Körperpsychotherapie die international meistverwendeten Begriffe sind.[7] Zur Klarstellung: Auch wenn der Körper ein »Objekt« sein kann und wir daher auch einen Körper »haben« können, befassen wir uns in der Körperpsychotherapie mit dem Körper aus der Perspektive des Körpererlebens und der Körpererfahrung.

Der Schwerpunkt dieser Darstellung liegt vollkommen auf der Praxis; die theoretische Einordnung wird weitgehend zurückgestellt, was nicht be-

5 P. Geißler & Worm, 2012.

6 Deimel, 2019; Plecko, 2018.

7 Geuter, 2015, S. 16.

deuten soll, dass ein theoretischer Rahmen unwichtig wäre. Aber in *dieser* Darstellung folge ich ganz und gar der Behandlungspraxis. Es geht mir um die Vermittlung eines basalen technischen Rüstzeugs, wohl wissend, dass sich im Zuge entstehender Routine und Differenziertheit im praktischen Vorgehen diese Techniken im speziellen Einzelfall der jeweiligen Behandlungssituation mehr und mehr auflösen, vergleichbar mit der Autofahrer:in, die zuerst einzeln das Treten des Gaspedals, der Bremse, der Kupplung und die Bedienung der Gangschaltung einübt, bis sie irgendwann mit dem Auto einfach fährt, ohne über die anfangs erlernten Details nachzudenken. Autofahren und Schwimmen leben davon, dass man diese Fortbewegungsarten fortwährend wiederholt. Einzelne zunächst isolierte Handlungsdetails automatisieren sich und verschmelzen zu einem Ganzen. Nicht anders ist es beim Erlernen der Settingöffnung.

Der erste elementare Schritt in der Settingöffnung ist Körperwahrnehmung: das Erspüren des Körpers und seiner Regionen, das Registrieren von Körperempfindungen und das Gewahrwerden von Körperbewegungen, großen und kleinen. Es beginnt bei der Wahrnehmung und Erfahrung des Körpers per se. Zunächst ist dabei der *eigene* Körper gemeint; ich spreche in der Folge in diesem Zusammenhang vom *Körperselbst* bzw. von der therapeutischen Arbeit *am Körperselbst*. Zugleich ist folgender Gedanke wichtig: Wir wissen mittlerweile, dass die Bausteine des Seelischen in ihrem innersten Kern aus Interaktionsrepräsentanzen bestehen.[8] Wir wissen, dass es ein Baby ohne Mutter, ohne Bezugsperson in einem psychologischen Sinn gar nicht gibt. Mit anderen Worten: Seelisches Geschehen ist in seiner Grundstruktur interaktiv. Dieses »interaktive Moment« manifestiert sich im psychotherapeutischen Geschehen in Übertragung und Gegenübertragung. Man spricht mittlerweile von einem interaktionellen Übertragungsbegriff und meint damit, dass *beide* – Patient:in und Therapeut:in – das Beziehungsgeschehen gestalten und dass daher die Übertragung der Patient:in auf die Therapeut:in nicht ausschließlich eine »Eigenproduktion« der Patient:in darstellt, sondern dass die Art und Weise, wie sich die Therapeut:in im therapeutischen Prozess verhält, ebenso einen Einfluss auf die Übertragungsentwicklung der Patient:in hat; mehr noch: dass sich die Übertragung erst dann entfalten kann, wenn die Therapeut:in

8 Bei Interaktionsrepräsentanzen handelt es sich um den dem Bewusstsein nicht zugänglichen Niederschlag früher Beziehungserfahrungen, die sich in bestimmten Erwartungen ausdrücken und das Zusammensein mit anderen Menschen strukturieren.

»mitspielt«. Dies gilt im Übrigen für jedes Setting. Folgerichtig müsste man die Arbeit *am* Körperselbst ergänzen durch das interaktive Moment, durch die Arbeit *mit dem* Körperselbst. Manche sprechen auch von einer »Körper-zu-Körper-Interaktion«.[9]

Es gilt für die ersten Schritte: All dies von vornherein zu bedenken und damit sicher umgehen zu können, wäre für den Beginn eine Überforderung. Es braucht ein schrittweises Vorgehen. Es braucht ein Sich-Gewöhnen an den Umgang mit körperlichen Phänomenen, die sich der sprachlichen Erfassung immer wieder entziehen. All dies braucht Zeit! Und es braucht Selbsterfahrung und Supervision, um sich der eigengestaltenden Anteile im therapeutischen Geschehen bewusst zu werden. Sogar der Wechsel vom Couchsetting ins Gegenübersitzen ist nicht so einfach, wie es zunächst klingen mag, denn die therapeutische Arbeit entwickelt sich dabei zu einer Art Stegreifbühne.[10] Wie ist dann der Übergang ins offene Setting überhaupt zu bewältigen? Die ersten Schritte ins offene Setting sind meiner Erfahrung nach leichter zu bewältigen, wenn das interaktive Moment zunächst zurückgestellt wird und die körperbezogene Arbeit am *Körperselbst* im Vordergrund steht. Dies entspricht auch der Logik der vorliegenden Darstellung. Natürlich spielt auch in der psychodynamischen Körperpsychotherapie die therapeutische Beziehung eine entscheidende Rolle und bildet das Fundament für Veränderungsprozesse. Körperbezogen innerhalb der Übertragung zu arbeiten, ist jedoch nochmals eine eigene Art der Herausforderung und steht in diesen ersten Schritten nicht im Zentrum der Betrachtung. Vielmehr steht hier die Arbeit am Körperselbst im Mittelpunkt. Der Übergang in die *szenisch-dialogische Körperarbeit* wird hin und wieder anklingen, soll aber Gegenstand einer späteren Darstellung werden.

Auf eine weitere Vereinfachung ist hinzuweisen: Es wurde in den Fallvignetten im Hinblick auf das technische Vorgehen auf eine genaue diagnostische Differenzierung von Patient:innen mit einer gut oder mäßig integrierten psychischen Struktur nach OPD-3[11] und solchen mit gering integrierter Struktur weitestgehend verzichtet. Eine solche Differenzierung hätte diese als Einführung gedachte Darstellung unnötig kompliziert. Ich gebe an manchen Stellen, z. B. im Abschnitt über die *therapeutische Haltung*, entsprechende Hinweise. Aber es wird bei Hinweisen bleiben.

---

9 Vgl. dazu P. Geißler, 2008.

10 Ranefeld, 2005.

11 = Operationalisierte Psychodynamische Diagnostik. Arbeitskreis OPD, 2023.

Das therapeutische Vorgehen im offenen Setting ist in mancherlei Hinsicht aktiver als wenn wir mit der Patient:in sprechen. Diese wird dann und wann eingeladen, etwas auszuprobieren, und die Therapeut:in nimmt im Zuge derartige Probehandlungen eine aktive, handlungsanleitende Rolle ein. Von der Struktur her handelt es sich bei all diesen Interventionen um Explorationen nach dem Motto: »Schauen wir mal, was passiert, wenn …« Auch wenn sich im Zuge solcher Handlungsproben gelegentlich korrigierende Beziehungserfahrungen einstellen, so geschehen sie *von selbst* und sind nicht die Zielsetzung von Probehandlungen. *Wenn* sie sich einstellen, beeinflussen sie den therapeutischen Prozess in der Regel in sehr entwicklungsfördernder Weise. Der Grundansatz von Handlungsproben besteht dennoch im Versuch, etwas besser zu verstehen. Das zusätzliche Moment, das durch einen körperpsychotherapeutischen Ansatz hinzukommt, besteht darin, dass dabei gemachte körpernahe *Erfahrungen* einen hohen Evidenzcharakter haben, dass sie in gewisser Weise eine neue Realität schaffen, die nicht mehr abweisbar ist.

Das Thema *körperliche Berührung* ist komplex und vielschichtig und wird in dieser Einführung nur ansatzweise behandelt.[12] Und dann noch zwei letzte Hinweise: In der psychodynamischen Körperpsychotherapie gehen wir, anders als in einigen anderen körperpsychotherapeutischen Verfahren, im Zuge von Handlungsproben sehr langsam und kleinschrittig, man könnte sogar sagen *zögerlich* vor. Das Motto könnte so lauten: »Weniger ist mehr.« Zusätzlich sei gesagt: Probehandlungen sind oft von sehr vielen diffizilen sprachlichen Interventionen begleitet, teilweise auch von sprachlichen Kommentaren wie »Ja«, »Okay«, »Hm«, »Aha« usw. All diese Äußerungen kommen in den hier beschriebenen Fallvignetten nicht in jener Ausführlichkeit zur Darstellung, in der sie üblicherweise stattfinden. Das Hauptaugenmerk liegt bewusst auf der Schilderung körperlicher Prozesse.

Peter Geißler
Neu-Oberhausen, im Juli 2023

12 Es fand zu dieser Thematik eine eigene Tagung statt, das 13. Wiener Symposium »Psychoanalyse und Körper« von 23.–25.06.2023; die Tagungsbeiträge befinden sich in Ausarbeitung.

Was ist therapeutische Arbeit am Körperselbst?

In der Körperpsychotherapie besteht die Möglichkeit, zusätzlich zum Sprechen die Patient:in zu einer Art Körpererforschung anzuleiten. Die Patient:in kann dabei auf einer Therapiematte liegen, sie kann aber auch sitzen, stehen oder andere Körperpositionen einnehmen. Die Körpererforschung ist in Ruhe und im Zuge bestimmter Bewegungen möglich. Es gibt eine Vielzahl an Varianten für diese Körpererforschung. Gegenstand der Erforschung ist zunächst der Körper, das *Körperselbst*.[13]

Was ist mit dem Begriff »Körperselbst« gemeint? Zunächst: Unter »Selbst« versteht man im psychoanalytischen Sprachgebrauch eine gefühlsmäßige Wahrnehmung: »Ich fühle mich selbst, so wie ich bin.« Wir erleben uns als stabile Einheit, die über die Zeit hinweg Bestand hat. Damit verbunden ist ein Gefühl der Einzigartigkeit. Trotz unterschiedlicher Lebenssituationen bleibt dieses »Gefühl von sich selbst als einzigartige Person« erhalten. Der Begriff Körperselbst meint einen Teil des Selbst, nämlich den körperlichen. Unsere individuellen körperlichen Empfindungen entstammen unserer Körperoberfläche (Druck, Vibration, Temperatur, Schmerz, Jucken usw.) und unserem Körperinneren (Bewegungswahrnehmung, Dehnung, Druck usw.). Ein Teil dieser Empfindungen ist bewusst, ein anderer Teil unbewusst. Selbst ist somit der umfassendere Begriff und Körperselbst ein Teil des gesamten Selbst. Beide Begriffe haben mit Wahrnehmung und Bewusstsein zu tun. Am Körperselbst psychotherapeutisch zu arbeiten heißt, sich auf körperliche Empfindungen und körperliche Ausdrucksformen (z. B. Körperhaltungen, Bewegungen) zu zentrieren. Anderes, das unser Selbst betrifft, bleibt zunächst im Hintergrund des Bewusstseins.

---

13 Eine hervorragende Einführung in die praktischen Grundlagen der Körperpsychotherapie findet sich bei Downing, 1996.

Die Patientin (w) berichtet in den letzten Stunden immer wieder über eine Übelkeit, über ein Anspannungsgefühl im Unterbauch. Sie könne nicht loslassen, wiederholt sie immer wieder, und unsere Versuche, sich diesen körperlichen Missempfindungen auf verbalem Weg zu nähern, gehen mehr oder weniger ins Leere.

Als sie über eine aktuelle Erfahrung mit einer Kollegin spricht, sagt sie, anscheinend müsse sie körperliche Beschwerden haben, um sich in den Mittelpunkt stellen zu können, das mache sie traurig. Ich merke an ihrem Augenausdruck, dass die Traurigkeit innerlich für sie spürbar zu werden scheint, und frage sie, ob das, was sie gerade fühle, in Richtung eines Loslassens gehe, was sie verneint. Sie stellt klar, sie reiße sich gerade zusammen. Gefragt, *wie* sie das denn mache, sich zusammenzureißen, erklärt sie mir, sie spanne sich in ihren Schultern und im Unterkiefer an und halte ihre Atmung an. Ihr ganzer Körper fühle sich im Moment angespannt an. Besonders ihr Magen verkrampfe sich.

Mein Vorgehen folgt nun dem Versuch, über die Zentrierung auf das Körperliche vielleicht doch einen Weg zu finden, etwas loslassen zu können, zumal die Traurigkeit in ihrer Mimik durchaus erkennbar ist. Ich folge die nächsten Minuten ihren körperlichen Empfindungen, bis sie schließlich sagt, sie wolle nicht weinen. Gefragt nach dem Grund dafür, sagt sie, ihre Erfahrung sei, dass das Ausdrücken starker Emotionen nichts bringe, damit habe sie nie etwas erreicht, mit Vernunft aber schon. Die Frage, ob sie denn glaube, dass das Nachdenken über ihre körperlichen Missempfindungen ihr dabei helfen werde, diese besser steuern zu lernen, bejaht sie. Sie wisse jedoch, dass hinter ihren körperlichen Empfindungen Emotionen stehen würden. Das sei ihr klar, doch könne sie einfach nicht loslassen. Die Frage, ob sie sich auf ein Experiment einlassen würde, bejaht sie. Ich schlage ihr vor, sie möge, anstatt dem Gefühl der Traurigkeit nachzugeben, eine Gegenbewegung[14] dazu suchen und vielleicht, wenn es stimme, dabei ein klein wenig intensiver ein- und auszuatmen. Sie könne während dieses

14 Die Idee der *Gegenbewegung* besteht darin: Durch in Bezug auf die ursprüngliche Bewegung alternative, teils gegenläufige Bewegungsformen wird nach einer Ausdrucksweise gesucht, die sich stimmiger anfühlt als die ursprüngliche. Im gegenständlichen Fall könnte die Gegenbewegung gegenüber dem Versuch, der Traurigkeit durch Loslassen nachzugeben, z. B. darin bestehen, die Körperabwehr zu forcieren, z. B. die entsprechende Muskulatur (Kehle, Gesicht usw.) bewusst anzuspannen, um einen emotionalen Ausdruck aktiv zu verhindern.

> Experiments in ihrem Stuhl sitzen bleiben und die Augen schließen oder offenhalten, je nachdem, was ihr stimmiger vorkomme.
>
> Sie lässt sich auf das Experiment ein und während der folgenden Minute, in der sie bei geschlossenen Augen in sich hineinspürt, schweige ich und warte ab. Sie findet keine Gegenbewegung, doch kann ich erkennen, dass ihre Augenoberlider feinschlägig zu zittern beginnen. Sie meldet mir zurück, ihr Pulsschlag habe sich erhöht, sie habe Herzklopfen. Da sei eine Angst vor etwas Unkontrollierbarem, sie wisse aber nicht was. Sie fühle sich irgendwie offen und schutzlos.[15]

Was ist in dieser Sequenz geschehen? Ich orientiere mich in dieser Episode weitgehend an der Entwicklung des körperlichen Geschehens. Den sich entwickelnden Verlauf begleite ich. Auf andere Interventionen verzichte ich. Ein solches Vorgehen entspricht der therapeutischen Arbeit am Körperselbst.[16]

Ausgangspunkt für das Experiment ist das von ihr berichtete Gefühl der Traurigkeit und die darauffolgende Abwehrbewegung, das Zusammenreißen. Das Experiment besteht nun im Wesentlichen darin, einen Suchprozess einzuleiten, indem der Körper gleichsam »befragt« wird: Was im körperlichen Bereich gehe in Richtung von »Loslassen« bzw. »Öffnen« und was gehe in Richtung des beschriebenen »Zusammenreißens« bzw. »Verschließens«. Ich versuche dabei die richtige *Dosis* zu finden. Ihr beginnendes Herzklopfen deutet mir an, dass sich eine emotionale Erregungssteigerung in Gang setzt und sie vermutlich bald an eine Grenze gelangen wird. Das bestätigt sich dann auch, indem sie ausdrückt, sie fühle sich nun zugleich offen und schutzlos. Ihre Angst scheint gerade noch erträglich zu sein. Deutlich wird hier, dass sich Emotionen in dieser Art der Arbeit (ein wichtiges Element war die Aufforderung, tiefer zu atmen) rasch intensivieren können, vorausgesetzt, die Patientin ist dazu bereit.

Ich tue nichts, um die Aufmerksamkeit der Patient:in von ihren Körperempfindungen wegzulenken. Ich frage bspw. nicht nach Fantasien, die ihr womöglich gekommen sind, oder nach Gedanken, die ihr womöglich durch den Kopf gegangen sind. Ich greife auch nicht die berichtete Episode mit der Kollegin auf und exploriere sie weiter. Ich bringe auch nicht die Übertra-

15 Ausführliche Darstellung in P. Geißler, 2021.

16 Der Übergang zu einer Arbeit *mit* dem Körperselbst, d.h. einem stärker beziehungsorientierten Ansatz, ist oft fließend.

gung zu mir ins Spiel. Ich konzentriere mich auf die Arbeit am Körperselbst (bei dieser Patientin nicht zum ersten Mal, d. h., sie hat eine Ahnung davon, worauf sie sich einlässt).

Setzt man den therapeutischen Prozess in der hier beschriebenen Weise fort und wiederholt derartige Sequenzen immer wieder und wieder, die richtige Dosis[17] im Auge behaltend, dann fühlt sich die Patientin zunehmend vertrauter in diesem Vorgehen, wird vermutlich schrittweise mutiger in ihrer Öffnungsbewegung und die emotionale Verdichtung wird zunehmen, bis eines Tages Tränen zu fließen beginnen. Offen ausgedrücktes, oftmals lautstarkes Weinen ist eine häufige Folge in einem solchen körperzentrierten Vorgehen (in rein verbal geführten Therapien kommt es meiner Erfahrung nach ab und zu durchaus zum Fließen von Tränen, aber nicht vergleichbar mit der Intensität echten Weinens). Die über einen längeren Zeitraum sich einstellende Zentrierung auf diese Art des Vorgehens führt zu einer Entwicklung, die man auch *Körperprozess* nennt.[18] Eine derartige emotionale Verdichtung kann einen starken Veränderungsimpuls bewirken.[19]

Wichtige therapeutische Schritte müssen aber nicht immer in einen starken Gefühlsausdruck münden. Für eine Reihe von Patient:innen reicht es aus, innere Prozesse auf einer körpernahen Ebene spüren zu lernen. Ein ebenso wichtiger Schritt ist es, wenn Patient:innen körperlich erfahren lernen, wie sie sich gegenüber dem Aufkommen bestimmter Gefühle zur Wehr setzen, mit anderen Worten, wenn sie körperliche Aspekte ihrer Abwehr erspüren lernen (diese nennt man *Blockaden*; sie befinden sich häufig im Nacken, in der Kehle, in der Brust, im Bauch und im Becken).

---

17 Die Bestimmung der *richtigen* Dosis ist oftmals eine Sache der Intuition und der Erfahrung. Ob die Dosis tatsächlich richtig gewählt war, zeigt sich in der Regel im Verlauf des therapeutischen Prozesses.

18 P. Geißler, 2023.

19 In meiner eigenen bioenergetischen Erfahrung habe ich das am eigenen Leib erlebt. Das Verhältnis zwischen Impuls und Abwehr hat sich dadurch dauerhaft verschoben.

Wie ist eine körperpsychotherapeutische Praxis ausgestattet?

Betritt eine Patient:in zum ersten Mal das Behandlungszimmer einer Körperpsychotherapeut:in, fallen ihr sofort bestimmte Besonderheiten auf. Es kann bspw. so aussehen wie in den Abbildungen 1 und 2:[20] Dieser Praxisraum ist länglich, drei Meter breit und sechs Meter lang. Er ist gleichsam in zwei etwa gleich große Hälften geteilt.

In der einen Hälfte (Abb. 1) befinden sich Stühle, Patient:in und Therapeut:in sitzen einander gegenüber.

In der zweiten Hälfte (Abb. 2) befinden sich Matratzen, Decken und Polster. Hier wird nicht auf Stühlen gearbeitet, sondern wir sitzen auf den Matratzen. Der Abstand zwischen Patient:in und Therapeut:in ist nicht festgelegt, ebenso wenig die körperliche Positionierung: Die Patient:in kann sitzen (frei oder an einer Wand angelehnt) oder sie kann liegen (auf dem Rücken, auf dem Bauch, in Seitenlage, mit ausgestreckten Beinen, mit angezogenen Beinen etc.); sie kann in der jeweiligen körperlichen Positionierung ruhen oder sich bewegen. Das gilt grundsätzlich ebenso für die Therapeut:in. Somit sind die Möglichkeiten, wie sich Patient:in und Therapeut:in zueinander positionieren, sehr vielfältig. Dies hat zur Folge, dass die Nähe-Distanz-Regulierung ein eigenes Thema innerhalb der therapeutischen Beziehung ist, ob dieser Bereich nun explizit angesprochen wird oder nicht.

Der Unterschied zum verbalen Setting ist zunächst gradueller Natur. Auch im Gegenübersitzen oder im Liegen auf der Couch können körperliche Empfindungen angesprochen und verfolgt werden, wie z. B.:

---

20 Die hier gezeigten Therapiematerialien werden in körperpsychotherapeutischen Praxen keineswegs einheitlich verwendet; die Variationsbreite ist groß, je nach körperpsychotherapeutischer Schule. Zugleich können solche Materialien Gegenstand von Fantasien der Patient:in sein, mit denen man in der üblichen analytischen Form arbeiten kann.

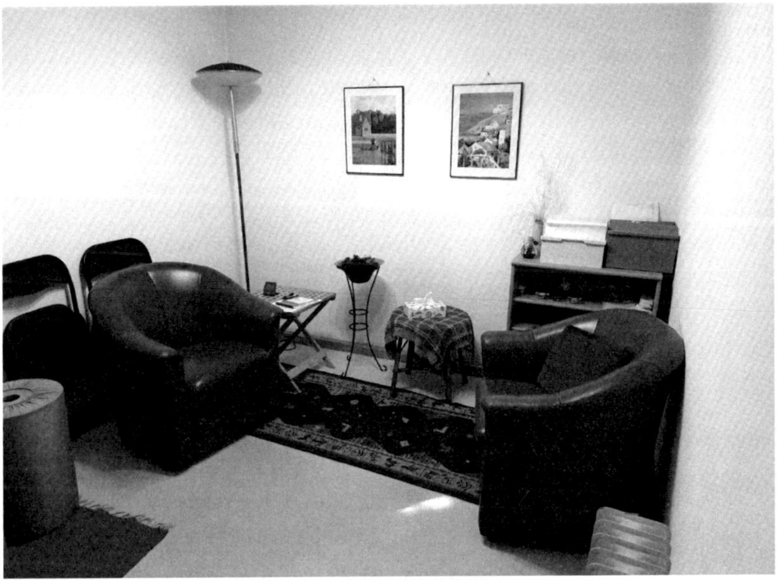

Abb. 1: Sitzgruppe

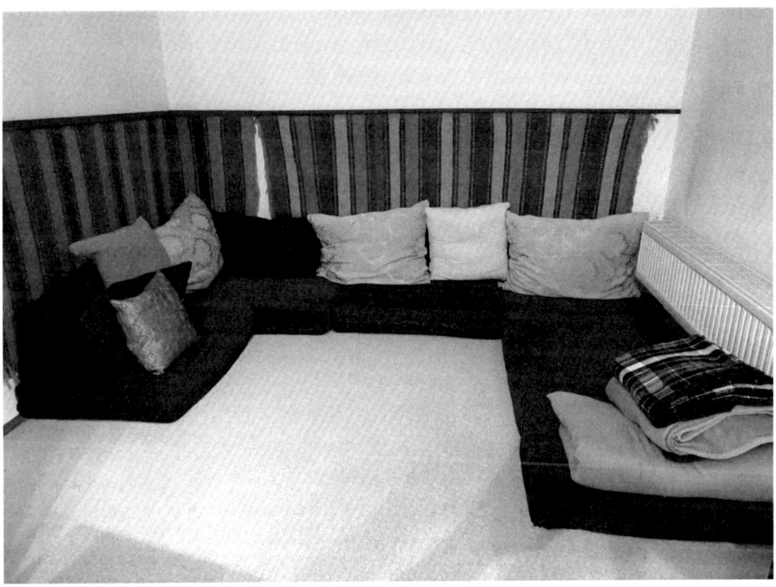

Abb. 2: Der Arbeitsraum für das offene Setting

- Können Sie dieser Empfindung in Ihrer Brust (Bauch, Arm, Bein etc.) einmal nachgehen?
- Können Sie sich von dieser Körperempfindung einmal leiten lassen? Was taucht in Ihnen auf (an Gedanken, Bildern, Erinnerungen, Fantasien, anderen Körperempfindungen etc.), wenn Sie für eine Weile bei ihr bleiben?
- Wenn Sie nun von Trauer (Wut, Angst, Freude, Ekel etc.) sprechen: Wo in Ihrem Körper können Sie dieses Gefühl wahrnehmen?

Obwohl im offenen Setting ggf. auch viel gesprochen werden kann, steht die körperliche Selbsterfahrung insgesamt viel stärker im Mittelpunkt als sonst üblich.

Im verbalen Setting stellt die Zentrierung der Wahrnehmung auf das Körperliche zwar auch eine Zugangsmöglichkeit dar. Dennoch wird sie in aller Regel bei Weitem nicht jenen Stellenwert einnehmen, wie das im offenen Setting der Fall ist.

Unser zweiter Behandlungsraum ist in etwa quadratisch bei einer Seitenlänge von über fünf Metern. Anstatt sich gegenüber zu sitzen kann sich die Patient:in auch auf die Couch legen (Abb. 3).

Die Therapiematte befindet sich diagonal gegenüber der Sitzgruppe und wird bei der therapeutischen Arbeit oft etwas von der Wand weggerückt, damit die Therapeut:in beidseitig freie Zugangsmöglichkeit zu der auf der Matte liegenden Patient:in hat (Abb. 4).

Die Patient:in wird bereits im Vorraum gebeten, sich die Straßenschuhe auszuziehen und den Therapieraum mit dafür bereitstehenden Pantoffeln oder einfach mit Socken zu betreten. Dies ist deshalb wichtig, weil ggf. auch unmittelbar auf dem Boden gearbeitet werden kann. Ebenso wird die Patient:in gebeten, sich bequeme Kleidung anzuziehen (z. B. einen Trainingsanzug) oder solche zur Therapiesitzung mitzubringen, um sich vor Ort umzuziehen.

Auf der Therapiematte kann man bequem die Liegeposition verändern. Man kann sich jederzeit gut bewegen. Die Therapeut:in ihrerseits hat die Wahl, sich der Patient:in gegenüber in unterschiedlicher Weise zu positionieren (neben ihr, am Kopfende, am Fußende, am Boden sitzend, auf einem Stuhl sitzend, ggf. auch liegend, etc.).

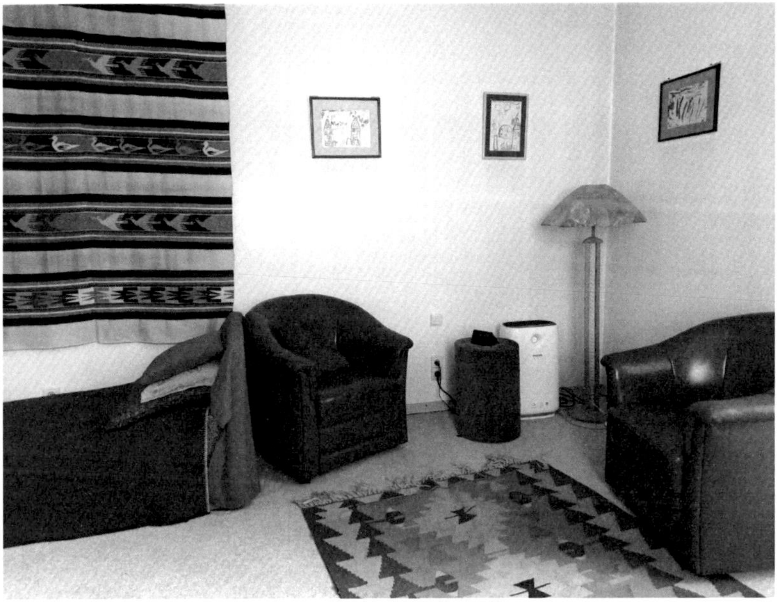

Abb. 3: Sitzgruppe und Couch

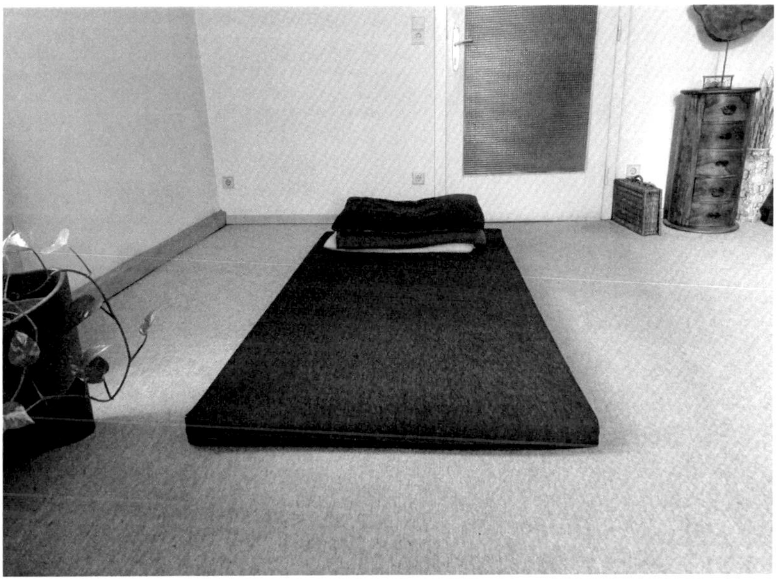

Abb. 4: Therapiematte

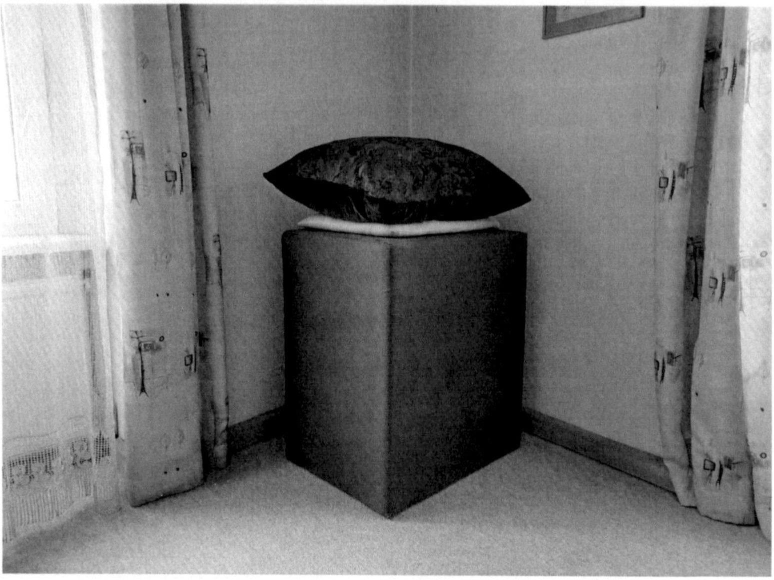

Abb. 5: Schaumstoffquader und Pölster

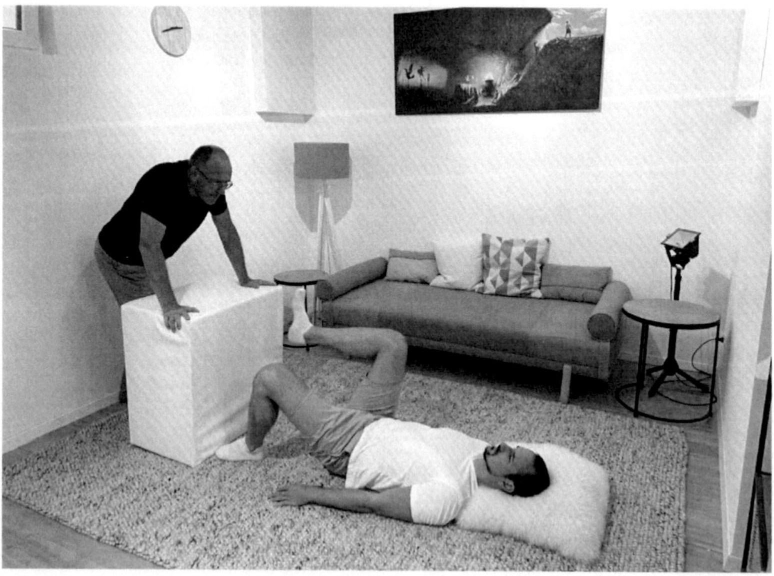

Abb. 6: Arbeit mit Schaumstoffquader als materiellem Widerstand

Die hier dargestellte Ausstattung des Therapieraums (Abb. 5) ist keineswegs *der* Standard. Körperpsychotherapeut:innen richten ihre Praxis je nach Schulenzugehörigkeit und individuellen Vorlieben sehr unterschiedlich ein. Häufig verwendete Gegenstände sind ebenso das Seil, ein Tennisschläger, Schaumstoffbälle, ein Holzstab, Symbole, ein Teddybär, andere Kuscheltiere, ein Lumpensack, höhlenartige Vorrichtungen (wie z. B. Uterushöhle) und anderes mehr. Der Therapieraum sollte generell so beschaffen sein, dass ein gefahrloses Probieren mit verschiedenen Gegenständen möglich ist und zum Erproben anregt.

Ein wichtiger Unterschied zur üblichen verbalen Arbeit besteht darin, dass körperliche Impulse grundsätzlich gestattet sind oder ggf. sogar gefördert werden, wie z. B.:

- Wenn Sie Ihren Körper wahrnehmen – ist Ihr Eindruck, dass Sie eventuell irgendwo so etwas wie einen körperlichen Impuls wahrnehmen?
- Ich beobachte gerade, wie sich Ihre Zehen im rechten Fuß bewegen. Können Sie mal genau hinspüren, diese Bewegungen wiederholen und herausfinden, was Ihre Zehen gerade »wollen«?
- Sie haben eben mit Ihrer rechten Hand eine Bewegung gemacht, wie wenn Sie auf die Matte schlagen würden. Ist Ihnen das aufgefallen? Können Sie diese Bewegung eventuell nochmals wiederholen? Wenn Sie möchten, können Sie auch versuchen, wie es sich anfühlt, diese Bewegung versuchsweise zu verstärken …
- Mir ist aufgefallen, dass sich Ihre Atmung in den letzten Minuten vertieft hat. Können Sie mal schauen, ob da etwas in Ihrem Körper ist, was sich eventuell Ausdruck verschaffen will?

Diese Interventionen unterscheiden sich insgesamt doch mehr oder weniger deutlich davon, wie wir in einer verbal orientierten Therapie vorgehen würden.

In der psychodynamischen Psychotherapie nähert man sich dem Impulshaften häufig über die Analyse der Abwehr. Dagegen werden in der psychodynamischen *Körper*psychotherapie Impulse und Bewegungen unmittelbar in die therapeutische Arbeit einbezogen und teilweise konkret »angefragt«.

Die Therapiematte eröffnet eine Palette an zusätzlichen Bewegungsmöglichkeiten, wie z. B. kraftvolle Tretversuche mit den Beinen. Solche körperlichen Impulse entfalten sich teilweise dann besonders gut, wenn man einen Widerstand gegen sie errichtet. Dies ist mithilfe eines Schaumstoffquaders möglich (Abb. 6). Die Patient:in liegt dann auf der Therapiematte, und die Therapeut:in platziert den Schaumstoffquader auf der einen Schmalseite der Matte. Die Patient:in kann nun mit aller Kraft gegen den Quader treten, den die Therapeut:in von der Außenseite her in seiner Position fixiert, sodass die Patient:in einen konstanten Widerstand spürt.[21]

Lässt sich die Patient:in auf eine solche Bewegungsform ein, kann man sie ermutigen, sich zusätzlich zu den Tretbewegungen gegenüber stimmlichen Äußerungen zu öffnen. In manchen Fällen entwickelt sich auf diese Weise ein regelrechter Gefühlssturm, der sich bis zu Schreien steigern kann.

Voraussetzung für diese Art des Zugangs ist *unbedingt*, dass man das Zulassen intensiver Gefühlsqualitäten in der eigenen Selbsterfahrung ausreichend erprobt hat, sodass man um typische Verläufe weiß, die solchen emotionalen Spitzenzuständen eigen sind. Für die ersten Schritte empfiehlt es sich generell, mit geringen und mäßig starken emotionalen Intensitäten zu arbeiten und sie zu begleiten, ohne den starken emotionalen Ausdruck zu sehr zu forcieren. In den allermeisten Fällen ist das gut machbar.[22]

Mittlerweile dürfte nachvollziehbar geworden sein, dass sich die therapeutische Arbeit im offenen Setting in mancherlei Hinsicht deutlich von der üblichen verbalen Arbeitsweise auf der Couch oder im Gegenübersitzen unterscheidet. Dies führt zur Frage, welche speziellen Fähigkeiten notwendig sind, um in diesem Setting therapeutisch arbeiten zu können.

21 Die Verwendungsmöglichkeiten des Schaumstoffquaders sind vielfältig, sowohl was den Ausdruck aggressiver Impulse betrifft als auch bei szenischen Arbeitsweisen.

22 Ich beziehe mich dabei auf Patient:innen mit gut oder mäßig integrierter Struktur, die über ausreichend stabile Abwehrmöglichkeiten verfügen und bei denen die emotionale Hemmung sowieso Teil ihrer Struktur ist. Anders ist es bei Patient:innen, die zu Impulsdurchbrüchen als Folge ihrer gering integrierten Struktur neigen. Bei ihnen eignet sich ein affektintensivierender Zugang keinesfalls im hier gemeinten Zusammenhang, d. h. beim Erproben erster Schritte.

Was benötige ich als Handwerkszeug?

Mit Handwerkszeug meine ich all diejenigen Fähigkeiten, die ich als Therapeut:in benötige, um effektiv therapeutisch arbeiten zu können. Methodenübergreifend gehört dazu die Fähigkeit, ...

- ... eine vertrauens- und respektvolle Beziehung zur Patient:in aufzubauen.
- ... sich in die Perspektive der Patient:in empathisch einzufühlen.
- ... aktiv zuzuhören und dabei Emotionen und verborgene Bedeutungen hinter sprachlichen Aussagen zu erfassen.
- ... sich klar auszudrücken und Informationen in verständlicher Sprache zu vermitteln.
- ... psychische Störungen zu erkennen.
- ... die Einzigartigkeit der jeweiligen Patient:in zu erfassen und sich hinsichtlich der Herangehensweise darauf einzustellen.
- ... achtsam mit sich selbst umzugehen.
- ... zu Humor.

Spezielle Fähigkeiten sind erforderlich, sofern man psychodynamisch arbeitet, nämlich die Fähigkeit, ...[23]

- ... einen analytischen Prozess in Gang zu setzen, zu gestalten und zu beenden.
- ... aufmerksam und zurückhaltend zu sein.
- ... mit Angst, Spannungen und Konflikten umzugehen.
- ... psychodynamische Konzepte heranzuziehen.
- ... in förderlicher Weise zu deuten.

Ein entscheidendes Lernfeld dafür ist die eigene Lehranalyse. Darüber hinaus sind nochmals spezielle Fähigkeiten erforderlich, wenn man psychodynamisch-körperpsychotherapeutisch arbeitet. Man benötigt ein Set an

---

23 Vgl. dazu Will, 2019.

Techniken. Sie sind in Teilaspekten je nach methodischer Ausrichtung sehr unterschiedlich. Das beste Lernfeld zum Einüben dieser Techniken ist die körpertherapeutische Selbsterfahrung in der Gruppe.

Der Erfahrungsraum der Gruppe ist speziell beim körperbezogenen Arbeiten viel umfassender als das Spektrum der Erfahrungsmöglichkeiten in der Einzelarbeit. Eine therapeutische Gruppe bildet einerseits einen sehr vielfältigen und »realitätsintensiven« Beziehungsraum, in dem gleichzeitig neue Lern- und Selbsterfahrungen gemacht werden. Die Gruppe ist ein Ort des sozialen Erlernens und des Probehandelns im Hinblick auf neue Einstellungen, neue Verhaltensweisen und korrigierende emotionale Erfahrungen. Das Erkennen unverarbeiteter Probleme bei anderen Gruppenmitgliedern und das Miterleben von deren Gefühlen und Gefühlskonflikten können einen enorm wirksamen Effekt auf jedes einzelne Gruppenmitglied ausüben. All dies intensiviert und verdeutlicht sich nochmals, wenn man das Körpergeschehen miteinbezieht.

Körperliches Probehandeln findet im Gruppensetting entweder einzeln statt oder in Paaren oder in Triaden (oft ist eine Teilnehmer:in dann Beobachter:in des Geschehens) oder in Teilen der Gruppe oder in der Gesamtgruppe. Oder eine Gruppenteilnehmer:in arbeitet einzeln mit der Therapeut:in und die Gruppe sieht zu. Auch Aufstellungsszenarien sind im Gruppenkontext in differenzierter Weise gestaltbar.

Gruppenmitglieder dürfen einander körperlich berühren und tun es auch. Sie machen dabei vielfältige Lernerfahrungen. Durch Berührung werden Gefühle von Zug und Druck, die Wärme der Hand, der nachlassende Muskeltonus, die Vertiefung und Regelmäßigkeit der Atmung und anderes erfahren. Die Gruppenteilnehmer:in gerät dabei in längst vergessene emotionale Verfassungen und erinnert sich wie von selbst an das Wohlbefinden eines kleinen heranwachsenden Kindes. Der Erkenntnis- und Wandlungswert derartiger Erfahrungen kann enorm sein. Zugleich können Ängste, Schamgefühle und andere Widerstände aktiviert werden, vor allem dann, wenn traumatische Erfahrungsbereiche berührt werden. Dies ist wichtig als Möglichkeit zu berücksichtigen.

All dies stellt eine besondere Herausforderung für die Leiter:in einer solchen Gruppe dar. Die in Gruppen im Vergleich zum Einzelsetting oftmals größeren emotionalen Verdichtungen erfordern bei der Leiter:in eine besondere Haltefähigkeit: die Gegenübertragungskapazität.[24]

24 Ware, 2007.

Das wichtigste Handwerkszeug vermittelt sich über die *körperliche Selbsterfahrung*. Körperlich ausgedrückte Emotionen fühlen sich anders an als bloß wahrgenommen Emotionen innerhalb einer verbal geführten Therapie. Sie haben typische Verlaufsformen. All dies wird in der Selbsterfahrung zunächst am eigenen Leib erlebt und steht der Therapeut:in künftig als Handwerkszeug zur Verfügung.

Die volle Entfaltung emotionaler Prozesse in einem offenen Setting erfordert teilweise die körperliche Mitwirkung der Therapeut:in. Sich körperlich zur Verfügung zu stellen, ist ein Teil des Handwerkszeugs. Unter *Gegenübertragungskapazität* versteht man die Fähigkeit, Emotionen unterschiedlicher Intensität in all ihren körperlichen Ausdrucksformen mitzuerleben, zu begleiten und falls erforderlich aktiv mitzugestalten.

Sind Besonderheiten in der therapeutischen Haltung beschreibbar?

Unter Haltung werden wachstumsfördernde implizite Grundeinstellungen verstanden, die nicht einem Willensaufwand folgen wie z. B. technische Regeln, sondern die tiefer in der Persönlichkeit verwurzelt sind, wie Freundlichkeit Menschen gegenüber, das Zeigen von Verständnis und wohlwollende Neutralität.

Grundeinstellungen teilen sich nicht direkt mit, liegen jedoch allen Interventionen zugrunde.[25] Sie sind von der Persönlichkeit der Therapeut:in mehr oder weniger unabhängig und sind eng mit der Berufswahl verbunden. Man könnte sie berufsspezifische *Tugenden* nennen, denen ein bestimmtes wertbezogenes Menschen- und Weltbild zugrunde liegt. Die Therapeut:in sollte kraft ihrer therapeutischen Haltung fähig sein, in der konkreten therapeutischen Situation eine angemessene Atmosphäre herzustellen und diese auch ggf. aktiv mitzugestalten.

Die therapeutische Haltung schließt die Fähigkeit ein, sich auf die jeweilige Einzigartigkeit der Patient:in einzustellen, d. h. ihre Besonderheiten zu erfassen. In besonderer Weise betrifft dies die Fähigkeit, die besondere Verletzlichkeit und Instabilität im Selbstwert bei Patient:innen mit strukturellen Problemen zu erfassen und entsprechend therapeutisch vorzugehen. Solche Patient:innen weisen aufgrund ihrer inneren Verletzlichkeit oftmals ein intensives Bedürfnis nach Kontrolle und Steuerung der therapeutischen Situation auf.

In der körperorientierten Arbeit kann diesem Umstand dadurch Rechnung getragen werden, dass man immer wieder und wieder nachfragt, ob eine bestimmte gesetzte therapeutische Maßnahme sich wirklich stimmig anfühlt oder ob Korrekturbedarf besteht.

---

25 Páramo-Ortega, 1988.

Ein sehr kleinschrittiges Vorgehen und fortgesetztes Rückfragen der Therapeut:in sowie die Empfehlung, die Patient:in möge die folgenden Schritte nach Möglichkeit selbst bestimmen, kommt dem erhöhten Steuerungsbedürfnis dieser Patient:innen entgegen und vermittelt Sicherheit.

In Zusammenhang mit der im Vergleich zu verbalen Therapien phasenweise erhöhten Aktivität der Therapeut:in ist die »Stopp-Regel« eine wichtige Maßnahme: Die Patient:in könne im Zuge der Durchführung einer Probehandlung jederzeit sagen, wenn etwas nicht passe, und den Prozess jederzeit stoppen, wenn er sich unstimmig anfühle.

Allerdings ist zugleich zu beachten und im Auge zu behalten, dass nicht alle Patient:innen dieser Regel folgen. Ein genaues Achten auf nonverbale körperliche Signale, insbesondere Stresszeichen (Veränderungen in der Atmung, in der körperlichen Positionierung, Hautveränderung, Zittern der Augenlider usw.) sind diesbezüglich ein wichtiger Anhaltspunkt.

Therapeutische Aktivität heißt: Experimente bzw. Probehandlungen vorzuschlagen, sie zu begleiten, sie je nach Bedarf zu modifizieren, sie einzugrenzen, d.h. situationsangemessen strukturierend einzugreifen; die Patient:in darin ermutigen, sich auf Neues einzulassen, etwas Neues spielerisch zu erkunden. In gewisser Weise findet dabei eine Verschiebung vom Denken zur Erfahrung, vom *Auf*decken zum *Ent*decken statt.

In gewisser Weise ist die körperpsychotherapeutische Arbeit so etwas wie angewandte Kinderpsychotherapie für Erwachsene.[26]

Zu den Besonderheiten der Haltung einer Körperpsychotherapeut:in zählt ebenso die Bereitschaft, sich der Patient:in, wenn dem Prozess dienlich, in der eigenen Körperlichkeit zur Verfügung zu stellen.

26 Vgl. dazu das Themenheft von *Psychoanalyse und Körper, 41*(2022/II): Zwischenleibliche Resonanz. Kinder-, Jugendlichen- und Erwachsenenpsychotherapie im Vergleich: Gemeinsamkeiten und Unterschiede.

Die für den Beginn sicherlich größte Herausforderung besteht in der Fähigkeit, Unsicherheit zu tolerieren, denn es liegt in der Natur der Sache, dass nicht alles von dem, was sich auf der körperlichen Ebene ereignet, in Sprache zu fassen ist. Zugespitzt formuliert: Das muss auch gar nicht so sein! Erfahrungen können für sich stehen, können ihre eigene Wirkung entfalten. *Nicht alles muss durch das Nadelöhr der Sprache gehen.* Und es muss nicht alles verstanden werden, in einem psychodynamischen Sinn bedeutungsvoll sein. Die körperliche Erfahrung kann für sich stehen, man kann sie einfach begleiten, und die therapeutische Haltung ähnelt dann der eines kleinen Kindes, das vieles noch nicht begreift, sondern einfach nur staunt.

Ändert sich das Abstinenzverständnis?

In der körperorientierten Arbeit ist das traditionelle Abstinenzverständnis dann als problematisch zu betrachten, wenn man es in Verbindung mit einem Handlungsverbot sieht und therapeutische Veränderung in folgenden Zusammenhang bringt: Die Patient:in reinszeniert in der Beziehung zu ihrer Therapeut:in ihre spezifische Problematik und *anstatt zu handeln*, wird diese Problematik auf dem Weg des Verstehens bearbeitet. Selbstverständlich besteht auch in unserer Art des therapeutischen Herangehens die Möglichkeit, dass bestimmte Probleme von der Patient:in in nicht förderlicher Weise *ausagiert* werden; dass also gehandelt wird, *anstatt* zu verstehen. Wir sehen darin aber keine Zwangsläufigkeit: Handeln und Verstehen müssen in der psychodynamische Körperpsychotherapie nicht automatisch einen Gegensatz darstellen.

Es gilt mittlerweile als Standard, dass bestimmte unbewusste Handlungsdialoge innerhalb der therapeutischen Situation *(Enactments)* dem Verstehen durchaus förderlich sein können. Psychodynamische Körperpsychotherapie geht noch einen Schritt weiter: Es können Handlungsdialoge aktiv eingeleitet werden und in ihrem Verlauf (in einer Mischung aus bewussten und unbewussten Elementen) dem Verstehen durchaus förderlich sein.

> Während der Handschlags bei der Begrüßung fällt der Therapeut:in auf, dass die Patient:in einen leichten Zug ausübt, so wie wenn sie die Therapeut:in ein klein wenig zu sich heranziehen wollen würde. Diese Wahrnehmung der Therapeut:in wird Ausgangspunkt einer Probehandlung. Die Begrüßungsszene wird (mehrmals) aktiv nachgestellt und in der Folge entwickelt sich daraus (bei jedem Versuch etwas unterschiedlich) ein eigener Verlauf. Der Beginn der Probehandlung ist von der bewussten Entscheidung bestimmt: »Wir machen das jetzt möglichst genau so wie bei der Begrüßung zu Beginn der Stunde.«

> Der weitere Verlauf ergibt sich im wechselseitigen Miteinanderhandeln in ungeplanter Weise und wird somit von unbewussten Elementen (z. B. Motivationen) bestimmt.

Probehandlungen aktiv einzuleiten heißt aus dieser Sichtweise nicht, durch ein solches Vorgehen automatisch die Abstinenz zu verletzten. Zugleich stimmt es auch, dass die manches Mal sich entwickelnde erhöhte emotionale Beteiligung sowohl bei der Patient:in als auch bei der Therapeut:in im Zuge konkreter Probehandlungen (bspw. wenn großflächige Berührung im Spiel ist) die Schwierigkeit schafft, eine reflektierende Distanz durchwegs beizubehalten. Vielmehr ist in solchen Situationen von einem Oszillieren zwischen Sich-Einlassen und Sich-distanzieren-Können auszugehen. Es gilt hier ganz besonders: Intensive Körperselbsterfahrung ist der entscheidende Schlüssel für die Schulung dieser Fähigkeit. Nicht zu unterschätzen ist jedenfalls der hohe Ansteckungscharakter, wenn starke Emotionen im Spiel sind.[27] Es sei an dieser Stelle nochmals auf die Schulung der Gegenübertragungskapazität verwiesen.

Es spricht nichts dagegen, anstatt von Abstinenz von *Präsenz* zu sprechen, die in der Körperpsychotherapie das achtsame Gewahrsein des eigenen Körpers einschließt.[28] Aus Sicht psychodynamischer Körperpsychotherapie ist Abstinenz jedenfalls keine Frage des physikalischen Abstands zwischen Patient:in und Therapeut:in, sondern vielmehr die um den Prozess der Patient:in zentriert bleibende *Mitbewegung* der Therapeut:in. Ob körperliche Berührung oder nicht: Solange diese *Mitbewegung* um den Prozess der Patient:in erhalten bleibt, ist Abstinenz gegeben; andernfalls geht sie verloren, was dann geschehen kann, wenn sich die Therapeut:in in ihrem Selbstwertgefühl zu sehr labilisiert fühlt und nun die Patient:in *benötigt*, um dieses zu stabilisieren.[29]

> Mitten in einer bisher gut laufenden Therapie mit einer Patientin (w) führt der Analytiker (m), nach einer körperpsychotherapeutischen Seminarerfahrung, eine körperliche Intervention ein. Er tut dies, weil er von

27 Diese Behauptung vermag ich nicht durch Quellen zu belegen. Sie entspringt meiner Erfahrung in beiden Settings – dem Sitzsetting und dem offenen Setting – sowohl in der Rolle des Patienten als auch des Therapeuten innerhalb der letzten 40 Jahre.

28 C. Geißler et al., 2004; Geuter, 2019, S. 405.

29 P. Geißler & Heisterkamp, 2013, S. 83.

folgender Annahme ausgeht: Bei *ihm* wurden durch die körperlichen Erfahrungsangebote in diesem Seminar emotionale Schichten erreicht, die ihm bisher nicht zugänglich waren. Bei *ihr* vermutet er das Gleiche, obwohl sie sich insgesamt gut entwickelt hat und auch autonomer geworden ist. Dennoch ist der Analytiker der Ansicht, die Behandlung sei in emotionaler Hinsicht zu wenig tief gegangen. Also bietet er ihr körperlichen Halt an. Sie lässt sich darauf ein, weil sie davon ausgeht, *er* wird schon wissen, was für *sie* gut ist. Das Angebot des körperlichen Halts löst in ihr gemischte Gefühle aus. Sie übergeht jedoch ihre Ambivalenzen, weil sie sich freut, dass der Analytiker sich so sehr für sie engagiert. *Er* fühlt sich nun in seinem neuen Vorgehen bestätigt und es kommt zu weiteren Berührungsszenen. *Sie* gerät zunehmend in einen emotionalen Strudel, ohne ihre widersprüchlichen Gefühle klar benennen zu können, verliebt sich in ihren Analytiker und fordert schließlich zur Bestätigung der Echtheit eines Engagements einen Kuss von ihm – was er ablehnt. *Sie* versteht die Welt nicht mehr, empfindet *ihn* plötzlich kalt und abweisend. *Er* versteht die Welt auch nicht mehr, denn schließlich wollte er ihr etwas geben, was *ihm* so gutgetan hatte. Er vermag jedoch nicht anzuerkennen, dass er in seinem Angebot körperlichen Halts womöglich von einer falschen Voraussetzung ausgegangen sein konnte. Er ist im Inneresten gekränkt, dass *sie* ihn so sehr missversteht, und verbarrikadiert sich in der Folge hinter Deutungen und Rechtfertigungen. Das Geschehen zwischen beiden eskaliert zunehmend.

Wenn der physikalische Abstand keine Rolle spielt, wie ist es dann mit dem Risiko der Sexualisierung im Zuge von körperlichen Berührungen? Darüber wurde seit den Anfängen der Psychoanalyse und wird bis heute kontrovers diskutiert. Vermutlich wird es immer eine Gruppe von Psychoanalytiker:innen geben, die daran festhalten, dass jede Form körperlicher Berührung dieses Risiko in sich trägt. Für diese stellt körperliche Berührung gleichsam einen Gegenpol zu Abstinenz dar. Glücklicherweise ist eine wachsende Zahl an Psychoanalytiker:innen *nicht mehr* dieser Ansicht. Exemplarisch sei an dieser Stelle Eva Jaeggi zitiert: »Die Frage des Berührungstabus (mit möglichen sexuellen Konnotationen) hat sich durch viele konstruktive positive Erfahrungen im Bereich der Körpertherapie offenbar als nicht mehr relevant erwiesen.«[30]

30 Jaeggi, 2018, S. 704.

Die Annahme, Körperpsychotherapie und insbesondere körperliche Berührung habe per se mit Grenzüberschreitung und damit dem Risiko der Sexualisierung zu tun, geht meiner Vermutung nach vor allem von Analytiker:innen aus, die die Arbeit im offenen Setting aus der eigenen Selbsterfahrung nicht ausreichend kennen. Hat man ausreichende Eigenerfahrung, gelangt man unweigerlich zu dem Schluss, dass in der konkreten körperlichen Erfahrung das Mysterium des Berührens verblasst und die Arbeit mit dem Körper erotisch ernüchternd ist.[31] Das heißt aber nicht, dass sie deswegen langweilig ist. Das Gegenteil ist der Fall: Sie kann ausgesprochen sinnesnah, d. h. sinnlich sein.

31 Busch, 2006.

Technik-Kapitel 1: Wahrnehmungszentrierung

Die psychoanalytische Technik (im Couchsetting) besteht darin, die Patient:in möge »frei assoziieren«, d. h. alles mitteilen, was ihr eben durch den Kopf geht, also Gedanken, Gefühle, Fantasien, Bilder, Erinnerungen und Träume. Sie möge einfach spontan äußern, was ihr in den Sinn kommt, und sie möge Logik, Bewertung oder jede andere Art der Filterung hintanstellen. Als Therapeut:in richten wir in der üblichen analytischen Arbeit unsere Aufmerksamkeit vielleicht nicht ausschließlich, aber doch schwerpunktmäßig auf verschiedene Aspekte der sprachlich vermittelten Inhalte. Uns interessiert, wie unsere Patient:in *denkt*, und zwar indem wir auf Folgendes achten:[32]

- Gefühle: Wir ermutigen unsere Patient:in, die gesamte Bandbreite von Gefühlen in Worte zu fassen.
- interpersonelle Beziehungen: Wir interessieren uns dafür, wie die Patient:in Beziehungsepisoden berichtet und wie sie sich in solchen Schilderungen selbst darstellt (»Selbstvorstellung«) und die jeweiligen mitbeteiligten Personen. Dieser Fokus kann ebenso das Beziehungsgeschehen im »Hier und Jetzt« einschließen.
- mentales Geschehen: Wir interessieren uns für die Gedanken der Patient:in, ihre Wünsche, Fantasien und Träume und helfen ihr dabei, diese zur Sprache zu bringen.
- lebensgeschichtliche Erfahrungen und damit zusammenhängende repetitive Prozesse (»Wiederholungen«): Wir lassen uns wichtig erscheinende Erfahrungen aus der Vergangenheit erzählen und untersuchen sie im Hinblick auf sich wiederholende Muster darin (z. B. immer wieder auftretende Konfliktlagen).
- Vermeidungstendenzen: Wir machen die Patient:in darauf aufmerk-

32 Shedler, 2010, S. 98–109; Rudolf, 2010, S. 15.

sam, wo und wie sie in ihrem Verhalten und in ihren Mitteilungen unangenehme Erfahrungen zu vermeiden versucht (im Sinne von Abwehr).

In psychodynamischen Psychotherapien wird ebenso auf die therapeutische Beziehung geachtet und insbesondere darauf, wie sich die Beziehungsproblematik der Patient:in »Hier und Jetzt« mit der Therapeut:in wiederbelebt.

Der Patient (m) hat eine distanzierte, abweisende Mutter. Er sucht sich als Partnerinnen Frauen, die vordergründig extrovertierter sind als seine Mutter, sich jedoch, je länger die Beziehung dauert, ebenso distanziert und abweisend verhalten. Auf seine Therapeutin *überträgt* er die unbewusste Vorstellung der distanzierten, abweisenden Mutter. Er verhält sich von vornherein so, als würde sie ihn letztlich abweisen, d. h., er öffnet sich seinerseits nicht wirklich. Dadurch weiß die Therapeutin nach Monaten der Therapie noch immer nicht, was der Patient von der Therapie tatsächlich erwartet. In ihrer *Gegenübertragung* fühlt *sie* sich zurückgewiesen. Sie bleibt in ihren Deutungen seines Verhaltens unklar. Diese Unklarheit erlebt der Patient wiederum als Bestätigung seiner alten Befürchtung und fühlt sich neuerlich zurückgewiesen.

Ist die Therapeutin in der Lage, ihre Gegenübertragung als Schlüssel zum Verstehen der Problematik des Patienten zu nutzen, wird sie im Laufe der Zeit Mittel finden, um ihm beim Verstehen dessen zu helfen, was er unbewusst tut, um sich – wie seine Mutter – andere Menschen vom Leib zu halten, entgegen seiner bewussten Absicht. Das Nutzen der Gegenübertragung als Schlüssel im Verstehen von Patient:innen will allerdings gelernt sein und braucht Zeit. Anfangs ist oft nicht sicher unterscheidbar, inwieweit die eigene emotionale Befindlichkeit als Therapeut:in aus einem Eigenanteil resultiert oder eine Reaktion auf die Übertragung der Patient:innen darstellt.

Im körperbezogenen Arbeiten stellen wir solche Hypothesenbildungen zunächst in den Hintergrund und fokussieren uns auf die beobachtbare therapeutische Interaktion. Die Patient:in wird darin ermutigt, auf körperliche Phänomene zu achten, anstatt über sich selbst

nachzudenken. Zunächst geht es um eine Wahrnehmungszentrierung als Zugang zu inneren Anteilen.

Anstatt psychodynamische Hypothesen zu entwickeln, gehen wir von manifest Sichtbarem aus und nähern uns auf diesem Weg relevanten Aspekten. Dabei spielt das Orten verdrängter Emotionen eine wichtige Rolle.[33]

> Eine Patient:in meldet sich bei mir und berichtet, sie tue das auf Anraten ihrer Analytiker:in. Sie habe etwa 140 Stunden bei ihr absolviert, habe wichtige Themenbereiche bei sich verstanden, habe insgesamt von der Analyse profitiert und könne ihre Schwierigkeiten mittlerweile gut reflektieren. In emotionaler Hinsicht verlaufe die Analyse ein wenig flach, obwohl sie spüre, dass da irgendetwas sei: schwer benennbare Gefühlszustände. Da seien auch Spannungen in verschiedenen Körperregionen, von denen sie vermute, sie könnten mit diesen unbenennbaren Gefühlen zu tun haben. Im Reden darüber komme sie nicht weiter. Wiederholt habe sie in der Analyse versucht, sich der Thematik zu nähern, habe versucht eventuelle Widerstände zu verstehen, doch sie fühle sich in einer Sackgasse. Das habe ihre Analytiker:in auch so gesehen und habe vorgeschlagen, sie möge zehn Sitzungen bei mir machen, vielleicht komme dadurch etwas in Fluss.
>
> Nach einem Vorgespräch kommt die Patient:in zur ersten Sitzung und wir betreten sofort den Raum im offenen Setting; sie sitzt im Schneidersitz auf der Matte, ich in ihrer Nähe. Ich ersuche sie, ein, zwei Minuten die Augen zu schließen und in sich hineinzuspüren. Sie tut es, berichtet anschließend von ihren körperlichen Spannungszuständen. Sie fühle sich in ihrem Leben generell unter Druck. Sie wisse, sie gehe in einer solchen Situation gern in den Kampfmodus. Gefragt, wie sich dieser Modus denn gerade jetzt anfühle, benennt sie einen inneren Konflikt: Da sei ein Teil, der sich öffnen wolle, und ein anderer Teil, der sich verschließe, und dieser zweite Teil habe irgendwie mit dem Druck zu tun. Dazu falle ihr »Verschlossenheit« und »Härte« ein. Sie wolle aber nicht hart sein.

33 Ein solches Bild zeichnet sich in der Regel umso klarer ab, je besser das psychische Integrationsniveau ist.

Ich schlage ihr vor, in den nächsten Minuten nicht zu sprechen, sondern sich ausschließlich auf die körperliche Wahrnehmung zu zentrieren. Sie solle insbesondere auf ihre Atmung achten und darauf, wie sich die Atmung von selbst entwickelt, wenn sie auf sie achtet – in Richtung »öffnen« oder »verschließen«? Sie lässt sich erneut darauf ein, schließt die Augen, schweigt und spürt in sich hinein. Mir fällt auf, dass sie mit ihrem Rumpf ganz feine Wippbewegungen macht, so wie wenn sie einmal nach links und einmal nach rechts schaukle – gerade merkbar. Nach einiger Zeit frage ich sie, was ihr denn aufgefallen sei. Sie räuspert sich, berichtet dann von diesem Druckgefühl und davon, dass sie versucht habe, sich die beiden Anteile – sich öffnen wollen und sich verschließen – bewusst vorzustellen und ihnen nachzugehen. Mir fällt auf, dass sie dazu tendiert, ins »Nachdenken über« zu verfallen, so wie wenn es ihr schwerfalle, bei ihren körperlichen Empfindungen und damit zusammenhängenden Gefühlen zu bleiben. Gefragt, ob sie denn den Eindruck habe, dass sich ohne ihr willentliches Zutun von selbst etwas entwickelt hat, berichtet sie nach kurzem Innenhalten, dass sie sich nun in muskulärer Hinsicht etwas lockerer fühle als zu Beginn dieser Sequenz.

Ich frage sie, ob sie bemerkt habe, dass sie von selbst angefangen hat zu wippen. Sie bejaht und fügt hinzu, sie tue das normalerweise, um sich zu beruhigen. Ich schlage ihr vor, diese Wippbewegung nun bewusst nochmals herzustellen und dabei in sich hineinzuspüren. Sie tut es und sagt nach einer Weile, sie fühle sich *geborgen*. Im Aussprechen des Wortes *geborgen* ist eine Veränderung in ihrer Gesichtsmimik zu merken, so wie wenn sie ein wenig traurig würde. Ich mache sie darauf aufmerksam – sie ist überrascht. Ihre Augen werden feucht.

Die therapeutische Technik besteht darin, zusätzlich zum üblichen verbalen Assoziationsraum einen zweiten Raum zu eröffnen, den der *körperlichen Assoziationen*. Dazu habe ich in diesem Beispiel Fragen verwendet wie:

- Können Sie Ihre Augen schließen und in sich hinein*spüren*?
- Können Sie mal für eine Weile nicht sprechen und nur darauf achten, was Sie gerade körperlich spüren?
- Können Sie Ihre Atmung beobachten?

- Können Sie darauf achten, ob sich etwas von selbst entwickelt?
- Können Sie spüren, ob sich etwas öffnet oder ob sich etwas verschließt?

Wichtig ist zu verstehen, dass körperliche Beobachtungen eine wichtige Rolle spielen und Einfluss auf den fortlaufenden Prozess haben: Die Beobachtung, dass die Patient:in mit dem Rumpf zu wippen begann, nachdem sie die Augen geschlossen hatte; in der verbalen Nachreflexion hatte sie dieses Wippen nicht *spontan* benannt. Ich führte diese Beobachtung ein, die Patient:in erinnerte sich und vermochte eine Verbindung herzustellen: Wippen hat zu tun mit Geborgenheit. Mit dem Herstellen dieser Verbindung leitete sich bei der Patient:in ein Öffnungsprozess ein: In der Gesichtsmimik kündigte sich Traurigkeit an.

Wichtig ist ebenso zu verstehen, dass die fortwährende Hinlenkung der Aufmerksamkeit der Patient:in auf das Körperliche (zunächst) eine deutlich aktivere Vorgehensweise seitens der Therapeut:in erfordert, als dies im verbalen Arbeiten üblicherweise der Fall ist. Der Zweck dieser aktiveren Vorgehensweise ist ein erkundender, ein explorativer, nach dem Motto: »Schauen wir mal, was passiert, wenn …«

Die (zeitweilig verstärkte) Aktivität der Therapeut:in ist ein Unterscheidungsmerkmal gegenüber verbal orientierten psychodynamischen Ansätzen. Diese Aktivität ist notwendig, um den Assoziationsprozess der Patient:in gezielt umzusteuern, und zwar von einem »Denken über …« in Richtung eines »Hineinspürens in …« Diese Verschiebung in der Wahrnehmungszentrierung hat zur Folge, dass sich bei Patient:innen Schritt für Schritt eine körperliche Form der Aufmerksamkeit entwickelt im Sinne eines eigenständigen mentalen Raums, des *Körperraums*.

Der Beitrag der Therapeut:in besteht darin, die Entfaltung des Körperraums achtsam zu unterstützen und zu begleiten. Im zuvor beschriebenen Beispiel war es als Folge der Wahrnehmungsveränderung und der erhöhten Aktivität des Therapeuten möglich, innerhalb einer einzigen Therapiesitzung – anders als in den vorangegangenen 140 Analysestunden – eine für die Patient:in wahrnehmbare emotionale Öffnungsbewegung zu erreichen; etwas, was sicherlich nicht die Regel darstellt, aber auch keine Ausnahmeerscheinung ist.

Ein körperlicher Zugang kann manchmal erstaunlich rasch emotionale Schichten erreichen, die im »Reden über« nicht in dieser Weise erreichbar sind. Auch wenn man sagen kann, dass einfühlsames Sprechen ebenso ein Weg zu verdrängten Emotionen ist, kann doch von einer Begünstigung eines emotionalen Öffnungsprozesses durch ein körpernahes Vorgehen gesprochen werden. Zugleich ist wichtig zu verstehen, dass emotionale Öffnungsprozesse nicht direkt herstellbar sind. Sie *ereignen* sich, wenn die Ausgangsbedingungen günstig sind. *Eine positive Übertragung auf die Therapeut:in ist dafür Voraussetzung.* Nicht immer sind es diskrete Emotionen, die sich eröffnen, teilweise sind es subtile Atmosphären, die erlebbar werden, und sie sind genauso wichtig: sie zu fühlen, ohne etwas zu wollen; körperlichem Geschehen »lauschen«.

Der Patient (m), Ende 50, befindet sich im dritten Behandlungsjahr. Er kommt regelmäßig einmal pro Woche, wir arbeiten üblicherweise im Gegenübersitzen. Die Therapie läuft grundsätzlich gut, er merkt vor allem im Bereich seiner Gefühlsregulierung, dass er sich besser im Griff hat und ruhiger und zufriedener geworden ist; auch in beruflicher Hinsicht – sein Hauptgrund, die Therapie zu beginnen – hat sich nach einem halbjährigen Krankenstand wegen Arbeitsunfähigkeit einiges gebessert, sodass er mittlerweile wieder einen normalen 40-Wochenstunden-Job schafft. Vor einem Jahr haben wir erstmals für einige Sitzungen im offenen Setting gearbeitet. Der Grund war damals gewesen, dass er Gefühle der Traurigkeit in sich verspürt hatte, sein Eindruck jedoch war, im Darüber-Reden nicht wirklich an sie heranzukommen. Die erste Episode im offenen Setting endete damit, dass er spontan zu weinen in der Lage war, was ihm große Erleichterung verschaffte. Anschließend daran hat er ein Druckgefühl in der Brust, das vor der Settingöffnung sehr dominierend gewesen war, nie wieder verspürt.

Die Überlegung, erneut eine Settingöffnung zu versuchen, gründet sich darin, dass er unklare und unangenehme Empfindungen in seiner Beinmuskulatur verspürt, für die es – nach medizinischer Abklärung – keine eindeutige Ursache zu geben scheint (er ist ein sehr ehrgeiziger Sportler, der nicht auf seine körperlichen Grenzen achtet, und ein Teil seiner Muskelbeschwerden mag darauf zurückführen, dass sein Körper in seinem Alter einfach Zeichen setzt, dass ihm manche Sportbelastungen zu viel sein könnten). Ich schlage ihm also vor, sich auf die Therapiematte zu legen. Die Situation ist ihm vertraut. Er schließt die Augen, doch merke ich an seinen bewegten Augenlidern, dass er nicht wirklich loszulassen vermag. Etwas versetzt ihn in Unruhe.

Es wäre an dieser Stelle möglich und auch sinnvoll, anstelle eines Weitergehens im offenen Setting die therapeutische Beziehung zu fokussieren und zu versuchen herauszufinden, ob da etwas ist, was ihn beschäftigt, indem ich in bitte, er möge einfach seine diesbezüglichen Einfälle zulassen. Ich entscheide mich an dieser Stelle, den körperlich-explorativen Weg weiterzuverfolgen, indem ich eine Variante des *Lifting*[34] vollführe, ohne jedoch die Stresszeichen zu ignorieren. Ich setze mich dafür nach Rücksprache mit ihm an sein Fußende, fasse seine Füße und lege sie auf meine Oberschenkel. Dort lasse ich sie für eine Minute ruhen. Dann verändere ich meine Position so, dass ich seinen linken Unterschenkel fassen und führen kann. Ich bewege sein linkes Bein bei abgewinkeltem Knie langsam zur Seite und gebe ihm Halt.

Es fällt mir auf, dass es ihm nicht gelingt, sich führen zu lassen. Immer wieder übernimmt er selbst die Kontrolle über die Bewegung, merkt es, will loslassen, und doch gelingt es ihm nicht. Ich führe sein linkes Bein wieder zur Mitte, lege es ab und wiederhole den gleichen Vorgang mit seinem rechten Bein. Nachdem ich seine Beine wieder auf der Matte ablege, glaube ich, ein leises Darmgeräusch zu hören. Ich frage ihn, ob er es von sich aus gehört habe, und er bestätigt meine Wahrnehmung.

Während dieser Prozedur geschieht zweierlei, worüber er im Anschluss an die Erfahrung berichtet. Erstens sei ihm bei der Bewegung seines linken Beins der Gedanke durch den Kopf geschossen: »Ich wurde missbraucht.« Der Gedanke sei einfach so da gewesen, er sei nicht ganz neu, doch habe er keinerlei Idee dazu. Er wisse nicht, warum er so etwas denke. Doch verbindet sich dieser Gedanke mit meiner Erinnerung an seine unruhigen Augenlider zu Beginn der Sequenz: Womöglich war ihm ein ähnlicher Gedanke schon zu diesem

34 Beim Lifting handelt es sich um eine häufig angewendete Körpertechnik. Ich habe sie in den 1980ern in verschiedenen körpertherapeutischen Seminaren kennengelernt. Ihre genaue Herkunft ist mir nicht bekannt.

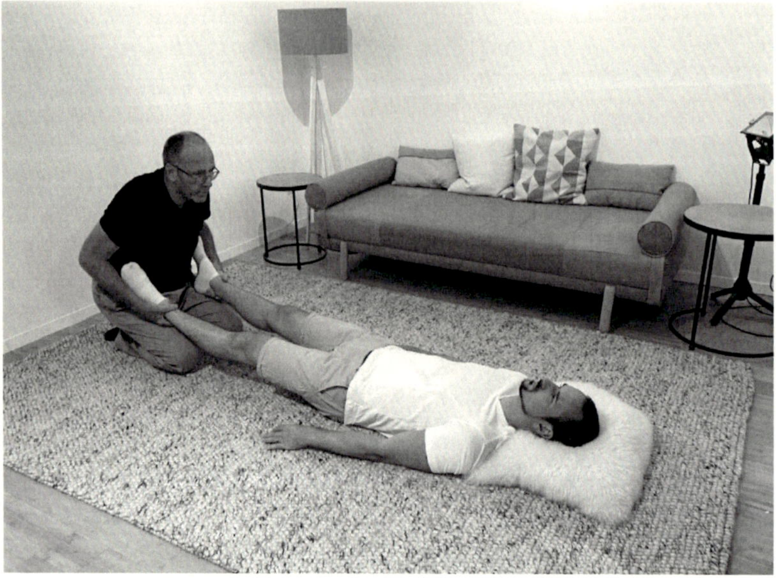

Abb. 7: Vorbereitung auf das Lifting

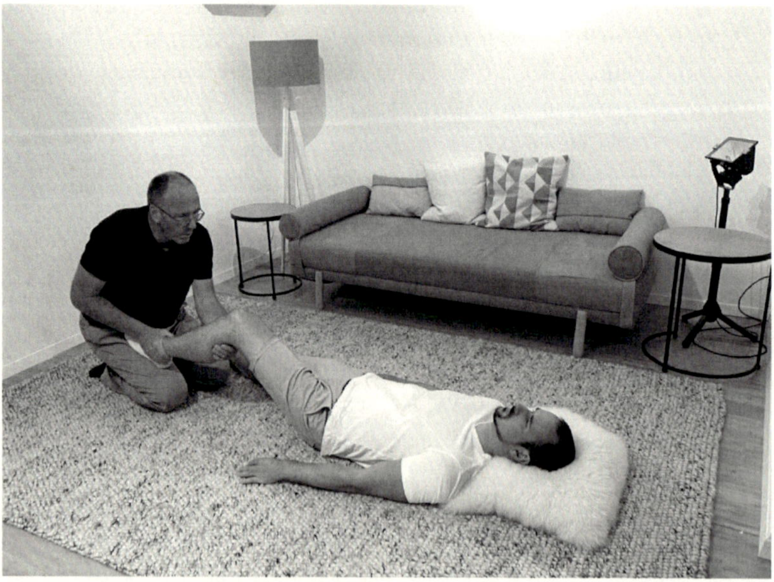

Abb. 8: Ausgangsposition beim Lifting

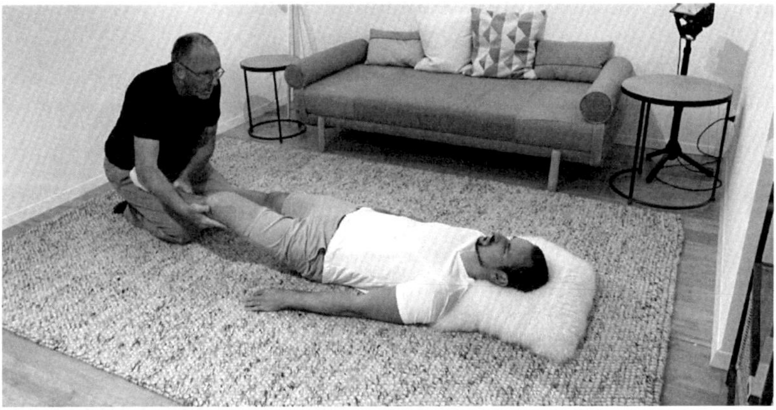

Abb. 9: Langsames gestütztes Seitwärtsbewegen des Beins

Zeitpunkt durch den Kopf gegangen. Zweitens fällt auf, dass sich ein Druckgefühl in seiner Stirn und eine Röte in seinem Gesicht einstellt. Auch dazu könne er nichts sagen. Er wisse nicht, warum das so sei, er könne den Druck in der Stirn spüren. Die Röte im Gesicht habe er erst dadurch gemerkt, dass ich sie angesprochen habe.

Die Sequenz im offenen Setting hat vielleicht eine Viertelstunde gedauert. Wir beenden die Stunde wieder im Gegenübersitzen. Nochmals sprechen wir über das Erlebte und ihm fällt weiterhin nichts Neues zu seinem plötzlich aufgekommenen Gedanken »Ich wurde missbraucht« ein, ebenso wenig zu der Rötung im Gesichtsbereich.

In dieser Hinsicht unterscheidet sich das *Assoziieren auf der Körperebene* nicht wesentlich vom Assoziieren im verbalen Bereich. Manchmal enthüllen sich Bedeutungen, manchmal nicht. In diesem Fall bleibt offen, ob sich die beiden Erfahrungsfragmente längerfristig als bedeutsam herausstellen werden oder nicht. Womit der Patient sofort etwas anfangen kann: Das Ausmaß an Kontrolle, das er vor allem in seinem rechten Bein gespürt hat.

Natürlich ist es immer befriedigend, wenn sich psychodynamische Zusammenhänge auftun, wenn sich »Muster« erschließen. Zugleich sollte man sich von der Vorstellung lösen, dass sich Seelisches immer in für unseren Verstand zugängliche Kategorien einordnen lässt. Eher ist das

Gegenteil der Fall: Kategorien sind etwas Statisches, lebendige Prozesse hingegen sind von ihrer Natur her nicht statisch, sondern ununterbrochen in Bewegung, wie Wettervorgänge, die sich stetig verändern. *Leben ist Bewegung.*

Ich bin gespannt auf die Folgestunde und insbesondere darauf, ob er die körperlichen Ereignisse von sich aus thematisiert. Das tut er nicht! Ich registriere das und zunächst folge ich ihm bei den Themen, die er anspricht. Im Laufe der Stunde ergibt sich die Gelegenheit, den Körperprozess der vergangenen Stunde nochmals zur Sprache zu bringen, und ich frage ihn, wie er ihn erlebt habe. Es stellt sich heraus, dass er – wie er nun eingesteht – eigentlich einen großen Durchbruch erwartet habe, dieser aber nicht gekommen sei. In der Folge bearbeiten wir seine Ambivalenz zwischen dem Wunsch nach einem emotionalen Durchbruch wie vor einem Jahr und der gleichzeitig bestehenden Angst vor Kontrollverlust.

Es ist nicht nur das bedeutsam, was Patient:innen uns sagen, sondern auch das, was sie *nicht* ansprechen.

Der Umstand, dass mein Patient zu Beginn der Folgestunde von sich aus kein Wort über den körperlichen Prozess der vorangegangenen Stunde verloren hatte, brachte mich in diesem Fall auf die richtige Spur.

Noch etwas wird deutlich: Ein Teil der Körperassoziationen muss zunächst in einem unklaren Raum verbleiben. Wir wissen als Therapeut:innen oft nicht, ob körperliches Geschehen (und dadurch ausgelöste Gedanken, Fantasien, Gefühle usw.) einen direkten Zusammenhang mit problematischen Persönlichkeitsanteilen hat. In diesem Beispiel musste vollkommen offenbleiben, ob der Missbrauchseinfall bedeutsam war oder nicht. *Diese Unwissenheit zu ertragen und dennoch Schritt für Schritt das Unwichtige vom Wichtigen unterscheiden zu lernen, braucht viel Zeit und Erfahrung.* Dennoch können wir darauf vertrauen, dass unsere Patient:innen zu uns kommen, weil sie von einem Entwicklungswunsch angetrieben werden, auch wenn sich bestimmte Dynamiken oft erst nach langer Zeit erschließen. In dieser Hinsicht unterscheidet sich das körperpsychotherapeutische Vorgehen *nicht* vom verbalen.

Generell gilt, dass das körperliche Assoziieren ein Geschehen ist, bei dem sich manche Körperassoziationen sofort und manche erst längerfristig als bedeutsam herausstellen. Nicht jede körperliche Assoziation eröffnet einen Weg zum Verstehen oder zu einer bedeutsamen Erfahrung. Wir bewegen uns in der Therapie nach dem Motto: »Von Versuch und Irrtum vorwärts.« Es ist wichtig, als Therapeut:in dieses Nicht-Wissen zu tolerieren. Zunehmende therapeutische Erfahrung erhöht die Toleranz dafür. Therapeut:innen mit wenig Erfahrung im offenen Setting neigen dazu, sich ein solches Stagnieren als Ausdruck noch mangelnder Eigenfähigkeit zuzuschreiben, anstatt sich geduldig dem Prozess anzuvertrauen und zu warten, bis sich ein ausreichendes Verständnis der Situation eingestellt hat bzw. der nächste Entwicklungsschritt möglich ist.

Mein Patient hatte nach dem Lifting ein leises Darmgeräusch von sich gegeben. Viele Patient:innen merken solche Geräusche gar nicht oder übergehen sie mit Absicht, weil sie ihnen peinlich sind. Sie sind in der Regel wichtige Anzeichen für innere Öffnungsprozesse. Auch wenn oft nicht eindeutig klar werden kann, womit ein solches Öffnungsgeräusch tatsächlich zu tun hat, so ist es doch ein Anzeichen dafür, dass sich etwas in einer sehr tiefen unbewussten Schicht gelöst hat, und zwar ohne jegliches willentliche Zutun der Patient:in, denn diese Reaktionen sind überhaupt nicht steuerbar.

Derartige Darmgeräusche, die sich im Zuge des therapeutischen Prozesses einstellen, sind ein wichtiger Bestandteil der Wahrnehmungszentrierung. Hört man genau hin, stellt man fest, dass sie häufig vorkommen! Sie wurden ausführlich untersucht[35] und tragen die Bezeichnung *Psychoperistaltik*. Diese ist ein Hinweis auf selbstregulierende Vorgänge ohne bewusste Kontrolle. Das Aufmerksamwerden der Patient:innen auf die Psychoperistaltik stärkt ihr Vertrauen in selbstregulierendes Geschehen.

35 Boyesen & Boyesen, 1987. Vgl. ebenso Gershon, 1999. Diskussion von Forschungsergebnissen zur Psychoperistaltik bei Geuter, 2015, S. 121.

Technik-Kapitel 2: Von der Körperwahrnehmung zur Bewegung

Die Psychoperistaltik ist das Resultat der Bewegungen glatter Muskelzellen in der Darmwand. Das Resultat dieser Bewegungen kann man nicht sehen, aber man kann es hören. Sichtbar ist die Bewegung der quergestreiften Muskulatur. Einige dieser Bewegungen sind leicht sichtbar, andere nur durch das geschulte Auge. Bei genauem Hinsehen ist zu bemerken, dass sich im Körper so gut wie immer Bewegungen auf einer Mikroebene vollziehen – sei es in der Gesichtsmimik, in den Augen, im Nacken, in Fingern und Zehen. Eine minimale Veränderung in der Wangenmuskulatur kann in Entstehung befindliches Weinen ankündigen. Feine Veränderungen im Mund- und Kehlenbereich können einen Hinweis darauf geben, ob sich gerade ein Öffnungs- oder ein Abwehrgeschehen vollzieht. Bewegungen im Bereich der Atemmuskulatur finden immer statt und erlauben Rückschlüsse im Hinblick auf den gegenwärtigen Erregungszustand.

Die Körperwahrnehmung fokussieren wir durch Fragen wie:

- Wenn Sie mir von diesem Gefühl (Trauer, Wut etc.) berichten – wo spüren Sie dieses Gefühl jetzt in Ihrem Körper?
- Wenn Sie mir von dieser Körperempfindung berichten – können Sie Ihre Aufmerksamkeit jetzt für eine Weile voll auf diese Empfindung richten?
- Können Sie dieser Empfindung folgen? Bleibt sie gleich oder verändert sie sich?
- Wenn Sie mir über diesen Konflikt berichten – können Sie feststellen, wie Sie im Moment gerade atmen?
- Können Sie diesen Bewegungsimpuls in Ihren Fingern (Zehen, Kopf, Mund, Arme, Beine etc.) spüren? Was möchte Ihr Körper denn jetzt gerade tun?
- Bitte erforschen Sie, was Sie in Ihrem Körper im Augenblick empfinden. Was geschieht jetzt in Ihnen?

- Vielleicht können Sie mit diesem Ärger (Trauer, Freude, Wut etc.) in Berührung bleiben und herausfinden, ob Ihr Körper eine Bewegung machen will?
- Mir ist aufgefallen, dass sich Ihre Atmung verändert hat, als Sie über Ihren Vater gesprochen haben …

Einen inneren »Raum« für Körperwahrnehmungen und -assoziationen überhaupt erst einmal zu öffnen, ist ein erster Schritt. Dazu gehören Atembewegungen, körperliche Positionierungen, Körperhaltungen, körperliche Bewegungen, Gesten, mimische Bewegungen, klangliche Elemente unserer Stimme (Frequenz, Lautstärke, Rhythmus usw.) usw. Durch körperliche Wahrnehmung lassen sich muskuläre Verspannungen erspüren: Blockaden in der Atemmuskulatur, in der Brust, in der Kehle, im Nacken, in anderen Körperteilen. Muskuläre Verspannungen *können* das körperliche Pendant seelischer Abwehrvorgänge sein, müssen es aber nicht. Ist eine solche Anspannung im Sinne von Hemmung oder Verdrängung bedeutsam und löst sie sich auf, kommt es nicht selten zu körperlichen Bewegungen, begleitet von Emotionen.

> Die Patient:in berichtet von einer Verspannung in ihrer Beinmuskulatur. Es falle ihr dazu nichts weiter ein, wolle es aber in die Therapie einbringen. Es fühle sich unangenehm an, sie mache von sich aus ab und zu Dehnungsübungen. Die Therapeut:in schlägt ihr vor, sich hinzustellen und den Oberkörper nach vorn hängen zu lassen, in dieser Haltung zu verbleiben und dabei zuzulassen, dass sich die Atmung vertieft.
>
> Tatsächlich beginnt die Patient:in nach vielleicht einer Minute tiefer zu atmen. Gefragt, wie sie sich fühle, sagt die Patient:in, das tiefere Atmen sei angenehm, doch würden die Beine langsam zittrig werden vor Anstrengung. Die Therapeut:in ermutigt sie, die eingenommene Haltung beizubehalten und das Muskelzittern[36] zuzulassen. Das tut die

36 Diese Form eines Muskelzitterns hat mit Dehnung und Übermüdung der betreffenden Muskelzellen zu tun und ist zu unterscheiden von einem Muskelzittern als Reaktion auf eine traumatische Erfahrung. Beim hier gemeinten Muskelzittern geht es um einen Lösungsprozess, der bewusst ansteuerbar und auch bewusst unterdrückbar ist. Traumatisches Muskelzittern geschieht unkontrolliert. Insofern besteht im Umgang mit Muskelzittern ein Unterschied zum therapeutischen Ansatz »Somatic Experiencing« (SE): Muskelzittern tritt in dieser Form der Arbeit (SE) neben anderen körperlichen Reaktionen im Zuge des Durcharbeitens traumatischer Erfahrungen auf. Muskelzittern, so wie wir es verstehen, besteht eher in der Hingabe an autonom ablaufende Körperprozesse, ohne Bezug zu einer traumatischen Erfahrung.

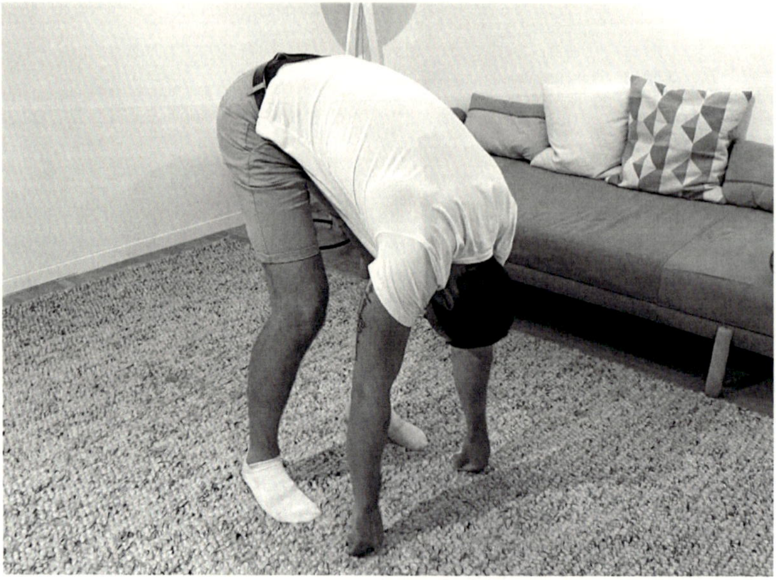

Abb. 10: Die »Qualle« (bioenergetischer Ausdruck für das hier dargestellte Handlungsangebot)

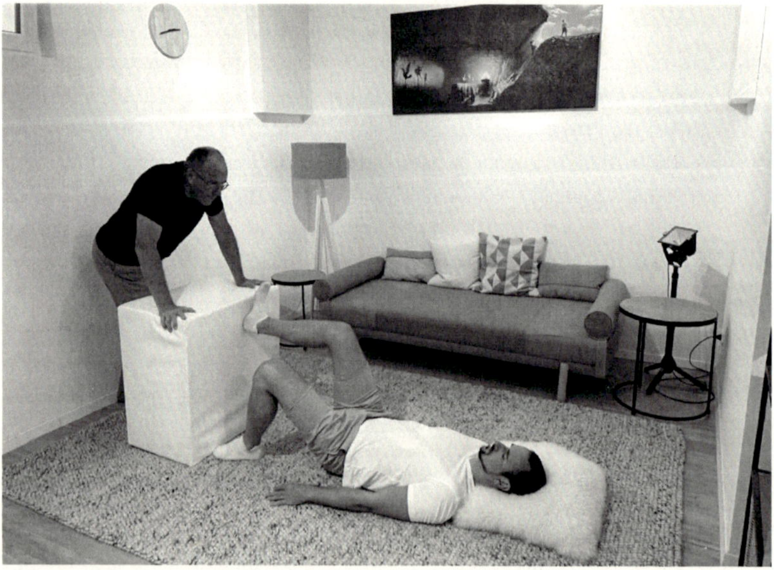

Abb. 11: Kraftvolles Treten gegen den Schaumstoffquader

Patient:in auch. Ihre Beinmuskulatur gerät immer stärker in feine Vibrationen und sie meldet zurück, dieses Muskelzittern sei überraschenderweise angenehm. Gefragt, wie es sich genau anfühle, sagt sie, etwas stockend: Es fühle sich sogar ein wenig lustvoll an.

In der Nachbesprechung berichtet die Patient:in, dass das Vibrieren der Beine und die damit angenehmen, lustvollen Gefühle zu sexuellen Fantasien geführt hätten. Die Therapeut:in nickt bestätigend und sagt, es wäre möglich, dass die Verspannungen in der Beinmuskulatur irgendwie mit einer Blockierung sexuellen Empfindens zu tun haben könnten. Beide beschließen, das Thema in der nächsten Stunde weiter zu untersuchen.

Auch wenn das in dieser Sequenz freigesetzte Gefühl ein körperlich spürbares Lustempfinden war, und auch wenn die Patient:in als Folge des Zulassens des Lustgefühls sexuelle Fantasien hatte, ist dies nicht gleichbedeutend damit, dass nun die therapeutische Beziehung automatisch sexualisiert wird. Ihre Fantasien hatten nichts mit der Therapeut:in zu tun. Die Arbeit am Körperselbst ist offen für Empfindungen und Gefühle aller Art und Lust ist ein Teil davon. Im Einzelfall *kann* sich daraus eine Erotisierung in der Übertragung entwickeln, aber das ist erfahrungsgemäß selten der Fall.

In der nächsten Stunde äußert die Patient:in den Wunsch, diesem neuen und ihr unbekannten Teil noch ein wenig nachzugehen. Die Therapeut:in schlägt vor, ein weiteres Handlungsexperiment auf der Therapiematte zu machen. Die Patient:in möge die Handlungsprobe von letzter Stunde wiederholen und sich anschließend auf den Rücken legen, um dann in ihre Beine und ihr Becken hineinzuspüren. Wieder entwickelt sich ein Muskelzittern, kombiniert mit vertiefter Atmung. Im Liegen beginnen sich die Beine der Patient:in zu bewegen. Ermutigt von der Therapeut:in folgt sie diesen Beinbewegungen. Es entwickeln sich anfangs kleine, dann immer kräftiger werdende, stoßende Bewegungen. Die Therapeut:in ergreift den Schaumstoffquader und hält ihn der Patient:in als Widerstand entgegen. Schließlich tritt die Patient:in, ermutigt durch die Therapeut:in, mit immer kräftiger werdenden Bewegungen gegen den Schaumstoffquader bis zur Erschöpfung. Anschließend sagt sie, das habe ihr richtig gutgetan.

Technik-Kapitel 3: Von der Fantasie zur konkreten Interaktion

In diesem Kapitel geht es darum, sich der sprachlich vermittelten Möglichkeiten bewusst zu werden, um eine bestimmte Handlungsszene zu untersuchen und dabei die richtige, d. h. therapeutisch förderliche *Dosis* im Herangehen zu finden.

> Bei der Begrüßung per Handschlag fällt auf, dass die Patient:in die Therapeut:in ein klein wenig zu sich heranzieht. Wie kann man eine solche körperliche Beobachtung therapeutisch aufgreifen?

Möglichkeit 1: »Wenn Sie sich noch einmal vorstellen, wie wir uns begrüßen, erscheint Ihnen dabei irgendetwas besonders?« Dies wäre eine Möglichkeit, um herauszufinden, ob die Patient:in überhaupt wahrnimmt, dass sie die Therapeut:in zu sich heranziehen möchte. Nehmen wir an, die Therapeut:in vermutet, dass die Patient:in etwas gespürt haben könnte, dann sagt sie vielleicht *Möglichkeit 2:* »Es geht mir nach, wie wir uns begrüßen. Mein Eindruck ist, Sie möchten mich näher zu sich heranziehen.« Nehmen wir an, das Arbeitsbündnis ist gut und die Patient:in ist bereit, die Begrüßungsszene genauer zu untersuchen. Die Therapeut:in könnte dann *Möglichkeit 3* sagen: »Könnten Sie sich vorstellen, dass wir uns jetzt in der Stunde noch einmal so begrüßen, wie wir es am Anfang tun? Was geschieht in Ihnen, wenn Sie dieser Fantasie einmal folgen?«

Es ist oft erstaunlich, wie allein durch die Handlungsfantasie Gefühle oder auch Abwehrstrategien auftauchen, die vorher nicht zugänglich waren, wie z. B.:[37] »Da werden mir schon die Hände kalt, wenn ich nur daran denke« – also Angst. Oder: »Da hätte ich Angst, dass ich Ihre Hand nicht mehr loslassen möchte, ich schwitze jetzt schon, wenn ich mir das vorstelle, und dann

37 Worm, 2007, S. 214ff.

würden Sie sich vielleicht vor mir ekeln« – also Angst vor dem Durchbruch von Anklammerungswünschen, die in der Fantasie der Patient:in Ekel bei der Therapeut:in hervorrufen könnten. Oder: »Ich glaube, ich würde mich auf der Stelle umdrehen und weglaufen. Ich könnte es nicht ertragen, dass Sie mich dabei länger ansehen, und ich dann so klein werde« – also Fluchtimpulse und die Angst, in eine beschämende Regression zu geraten. Oder, im Sinne eines kontraphobischen Zugangs: »Also los, packen wir es an!« – d.h., hier werden die Ängste einfach übersprungen. Spezifische Abwehrformen und Kontaktängste werden allein durch die Anregung der Handlungsfantasie greifbarer, auch für die Patient:in.

Möglichkeit 4: »Es geht mir nach, wie wir uns begrüßen. Mein Eindruck ist, Sie möchten mich näher zu sich heranziehen und ich ziehe mich davor zurück.« Eine solche Intervention verlangt von der Therapeut:in, sich als Mitspieler:in im gemeinsamen Geschehen zu begreifen; dies ist gewöhnlich erst in einem fortgeschrittenen Stadium des Arbeitens einigermaßen stressfrei möglich. In einer solchen Formulierung gibt die Therapeut:in der Gegenübertragung – ihrer Reaktion auf das Handlungsangebot der Patient:in – direkten Ausdruck. In der Vorstellung der Patient:in wird nun viel deutlicher das unmittelbare interaktive Geschehen angeregt, jedoch immer noch im nachträglichen Reflektieren, d.h. aus sicherer Distanz.

Möglichkeit 5: »Ich glaube, es gibt einen Konflikt zwischen uns, in dem Sie sich mehr Zuwendung von mir wünschen, aber bei mir fürchten, dass ich darauf nicht eingehe.« In einer solchen Formulierung wird das Konflikthafte direkt angepeilt, vor allem aus der inneren Perspektive der Patient:in, jedoch auf der verbalen Ebene. Es handelt sich ebenso um eine Intervention auf einer eher fortgeschrittenen Ebene.

Möglichkeit 6: »Könnten Sie sich vorstellen, dass wir uns jetzt in der Stunde tatsächlich noch einmal so begrüßen, wie wir es am Anfang tun?« Dies wäre der entscheidende Schritt in die konkrete Handlungsprobe, in die konkrete Interaktion, deren Detailmodalitäten miteinander im nächsten Schritt gemeinsam ausgehandelt werden. Es gilt dabei, die Ängste der Patient:in im Auge zu behalten und sie am besten in einer »mittleren Dosis« herauszufordern, also sie weder zu unter- noch zu überfordern. Ein wichtiger Indikator dafür ist die Gegenübertragung. Als therapeutisch sinnvoll kann sich ebenso immer wieder der Vergleich zwischen fantasierter und konkret durchgeführter Handlung bzw. Interaktion erweisen. Fantasierte Ängste der Patient:in lassen sich durch den unmittelbaren Vergleich mit der Realerfahrung ggf. wirksam modifizieren. Nicht selten ist dies der Moment korrektiver Erfahrungen.

Rolle und Funktion der Therapeut:in[38]

Der Begriff *Rolle* wird in der Psychoanalyse in folgendem Zusammenhang verwendet:

> Die Therapeut:in realisiert nach einigen Monaten, dass sie im Prozess mit ihrer Patient:in häufiger als üblicherweise spricht. Im Versuch zu verstehen, was sich in der Beziehung zur Patient:in ereignet, stellt sie fest, dass sie fürchtet, diese könne die Therapie vorzeitig beenden. Es ist, wie wenn die Therapeut:in versuchen würde, allfälligen Trennungsgedanken der Patient:in durch gesteigerte Sprechaktivität zuvorzukommen. Dies erkannt und verstanden, vermag sie ihr Verhalten etwas zu verändern und im Sprechen etwas weniger aktiv zu sein.[39]

Die Therapeut:in fühlt sich in ein bestimmtes Verhalten, eine bestimmte Rolle regelrecht hineingedrängt, nämlich häufiger zu sprechen, als sie das normalerweise in der Therapie tut. Sie übernimmt unbewusst jene Rolle, die die Patient:in ihr durch ihr Verhalten anträgt. Der Begriff *Rolle* wird in diesen Zusammenhang so verwendet, dass damit die *unbewusste* Übernahme bestimmter Einstellungen und Verhaltensweisen als Reaktion auf die Übertragung der Patient:in gemeint ist.[40]

> Die Therapeut:in, bisher der Patient:in auf ihrem Stuhl gegenübersitzend, schlägt vor, die Begrüßung zu Beginn der Stunde nochmals nachzuspielen. Die Patient:in willigt ein und beide erheben sich aus ihren Stühlen.

38 Eine ausführliche schulenübergreifende Darstellung zu den Begriffen *Rolle* und *Funktion* findet sich bei Petzold, 1980.

39 Modifiziert nach Sandler, 1976.

40 Ebd.

Das hier angesprochene Verhalten der Therapeut:in, nämlich der Patient:in einen Handlungsvorschlag zu machen und in der Folge aus dem Stuhl aufzustehen, könnten man ebenso als Einnehmen einer bestimmten Rolle benennen, z. B. als Regisseur:in der nachfolgenden Handlungsprobe. Der Unterschied zum Rollenverständnis in einem psychoanalytischen Sinn besteht darin, dass die Therapeut:in eine therapeutische Szene ganz *bewusst* gestaltet.

In körpertherapeutischen Zusammenhängen wird ein solches Verhalten der Therapeut:in mit dem Begriff *Rolle* bezeichnet.[41] Andere sprechen in analogen Zusammenhängen davon, dass die Therapeut:in eine *Funktion* übernimmt.[42] Diesen Vorschlag greife ich aus Gründen der begrifflichen Eindeutigkeit auf.

Unter *Funktion* verstehe ich ein bewusst gewähltes, situativ eingesetztes Beziehungsangebot der Therapeut:in an die Patient:in, das mit einem definierten Handlungsvorschlag einhergeht. Mit der Übernahme der jeweiligen Funktion bezweckt die Therapeut:in, der Patient:in Erfahrungs- und Verstehensmöglichkeiten zur Verfügung zu stellen, die im reinen »Reden darüber« oft nicht in dieser Form möglich sind.

Folgende Funktionen können unterschieden werden.[43] Nicht alle sind im Sinne von »ersten Schritten« gleich gut geeignet, sollen aber der Systematik halber mitangeführt werden. Es folgt jeweils eine Vignette dazu. *Die Therapeut:in als …*

… Begleiter:in eines körperlichen Prozesses: Die Patient:in liegt auf der Therapiematte, die Therapeut:in sitzt in ihrer Nähe. Die Patient:in folgt mit geschlossenen Augen ihrer Atmung und ihren körperlichen Impulsen. Nach Rückfrage platziert die Therapeut:in ihre Hand auf dem Brustbein der Patient:in, die zurückmeldet, dass sie die Wärme der Hand der Therapeut:in wohltuend empfindet. Zu beobachten ist, wie sich die Atmung der Patient:in nun vertieft.

… Regisseur:in einer Handlungsszene: Die Therapeut:in kommt auf eine Wahrnehmung während der Begrüßungsszene zu sprechen. Es kam ihr vor, dass die Patient:in sie während des Handschlags leicht zu sich hingezogen hatte. Sie schlägt der Patient:in vor, die Begrüßungsszene bewusst nochmals nachzustellen, diese stimmt zu. Die Therapeut:in erklärt der Patient:in, in welchen Schritten das Nachstellen aufgegliedert werden könnte und was die Patient:in dabei zu tun hätte.

41 Geuter, 2019, S. 403f.

42 Z. B. Pechtl, 1991.

43 Vgl. dazu auch Geuter, 2019, S. 403ff.

... *Expert:in (Lehrer:in; Trainer:in):* Im Erstgespräch fragt die Patient:in, die von einer Ärzt:in überwiesen wurde und noch keinerlei Erfahrung mit Psychotherapie aufweist, gegen Ende der Stunde, sichtlich neugierig, was es denn mit der Ausstattung des Therapieraums auf sich habe: die Therapiematte, der Schaumstoffwürfel, Decken, Polster – wozu sei denn so etwas gut? Die Therapeut:in erklärt, dass es in der Therapie nicht immer nur darum gehen müsse, miteinander zu sprechen, sondern dass man fallweise auch verschiedene Experimente mache könne, und nennt einige Beispiele. Die Patient:in reagiert verwundert und fragt, wozu denn so etwas gut sei. Die Therapeut:in meldet zurück, dass sie sich über das Interesse der Patient:in freue, und gibt ihr ein paar Beispiele, wie solche Experimente ablaufen könnten. Sie ergänzt, dass man dabei immer in kleinen Schritten vorgehe, die Patient:in den Prozess jederzeit unterbrechen könne und das körperliche Geschehen in den allermeisten Fällen ausführlich nachbesprochen werde.

... *Zeug:in:* In der letzten Phase der mehrjährigen Therapie liegt die Patient:in auf der Therapiematte und folgt ihren körperlichen Impulsen. Sie hat mittlerweile gelernt, dass man nicht nur den eigenen Gedanken folgen kann, sondern dass parallel dazu immer ein körperliches Geschehen abläuft, ein Körperprozess, dem man folgen kann, wenn man möchte. Die Therapeut:in sitzt in der Nähe, ohne in das Geschehen einzugreifen. Die Körperimpulse der Patient:in münden in dieser Stunde darin, dass sie schließlich aufsteht, einen Polster ergreift und diesen, begleitet von lauten Schreien, immer wieder kraftvoll auf den Boden wirft. Die Therapeut:in greift weiterhin nicht ein, sondern lässt den Prozess einfach laufen.

... *körperliche Interaktionspartner:in:* Immer wieder spricht die Patient:in davon, wie schwach und kraftlos sie sich im Kontakt mit anderen Menschen fühle; sie könne gar nichts bewirken, fühle sich wie »Luft«. Die Therapeut:in schlägt ihr vor, diese Selbstwahrnehmung körperlich zu überprüfen, und bietet sich dabei als körperlicher Widerpart an. Die beiden stellen sich gegenüber, strecken die Arme nach vorn und legen die Hände gegeneinander. Aufgefordert, körperlichen Druck zu entwickeln, vermag die Patient:in gegen den körperlichen Widerstand der Therapeut:in zunehmenden Druck zu entwickeln, und staunt, wozu sie imstande ist – sie hätte sich das nicht zugetraut.

... *»Geburtshelfer:in«:* Jahrelang hat die Patient:in gebraucht, um sich ihrer immensen Wut bewusst zu werden. Zuletzt hat sie davon geträumt, ihre Partner:in aus Leibeskräften anzuschreien. Obwohl sie in der Arbeit im offenen Setting schon einigermaßen vertraut ist, scheint es ihr völlig unmöglich zu sein, das Traumbild innerhalb der therapeutischen Situation wirklich werden zu lassen –

zu intensiv ist die Hemmung, die sie verspürt. Zugleich weiß sie, dass das Realisieren eines intensiven Schreiens einen wichtigen Entwicklungsschritt für sie darstellen würde. Die Therapeut:in erklärt ihr, wie sie der Patient:in gleichsam als Hebamme für ungeborenes Leben dabei helfen könnte, sich in diese Schreierfahrung einzulassen. In Absprache mit der Patient:in übt sie zuerst Druck auf die beiden Trapezmuskeln aus, dann auf den Bauch. Es ist ein schmerzhafter Druck, jedoch will die Patient:in weiter in diese Erfahrung hineingehen, obwohl es weh tut. Schließlich brechen alle Dämme und ein intensiver, lang anhaltender Schrei findet endlich seinen Ausdruck. Anschließend ist die Patient:in erschöpft, aber auch sehr erleichtert. Die kommenden Wochen und Monate zeigen, dass dieses »Geburtserlebnis« eine Art Initialzündung für weitere Entwicklungsschritte ist, ein echter Neubeginn.

Doch wie kann ich wissen, welches Funktionsangebot das »richtige« ist? Dieses Wissen gründet sich auf körperpsychotherapeutischer Selbsterfahrung einschließlich Supervision. Ein regelhaftes Vorgehen ist mir nicht bekannt und würde wohl auch der Einzigartigkeit therapeutischer Prozesse entgegenstehen. Vielmehr geht es für die Therapeut:in darum zu erfassen, was sie sich im jeweiligen Stadium der eigenen professionellen Entwicklung bereits zutraut und was noch nicht.

Generell kann gesagt werden, dass die Funktion der Begleiter:in eines Prozesses, in der die Therapeut:in »außen vor« bleibt, in der Anfangszeit die sicherste Variante darstellt, um körperlich-emotionale Prozesse unterstützen zu lernen. Begleitet werden Prozesse ja genauso im rein verbal-analytischen Vorgehen und sind daher jeder Therapeut:in vertraut. Auch die Funktion als Zeug:in ist in der Regel unproblematisch, denn ihre Aufgabe besteht darin, den von der Patient:in mitgeteilten Inhalten mittels einfühlender Zeugenschaft Realität zu verleihen.

Hingegen erfordern andere Funktionen einige therapeutische Erfahrung und ein gutes reflexives und automatisiertes Wissen um die eigenen Anteile (Stärken, Schwächen, Konfliktmuster) als Therapeut:in, denn körperliche Handlungsdialoge vollziehen sich oftmals in großer Geschwindigkeit, sodass ein reflexives Nachdenken situativ nicht möglich ist. Selbsterfahrung, Übung, Supervision und besonders auch die Analyse von Audio- und Videoaufnahmen eigener Sitzungen mit Patient:innen weisen diesbezüglich den Weg.

Insgesamt handelt es sich bei der Übernahme von Funktionen um Erfahrungswissen. Die *Kunst* des therapeutischen Vorgehens besteht darin, zwischen den unterschiedlichen Funktionsangeboten situationsangemessen zu oszillieren. Doch was ist, wenn die Therapeut:in manchmal einfach als Mensch reagiert?

> Die Patient:in kommt zur Therapiesitzung in nasser Kleidung, weil es eben einen starken Regenguss gegeben hat. Die Therapeut:in begegnet ihr im Vorzimmer und erkennt ihren Zustand unmittelbar. Sie fragt die Patient:in, ob sie ein Handtuch haben will, um sich abzutrocknen.

Auf eine derartige Situation einfach als »normaler Mensch« zu reagieren, würde ich nicht als Übernahme einer Funktion bezeichnen. Und doch ist genau so etwas manchmal wichtig und auch richtig.

Man könnte sich nun noch fragen: Werde ich durch das Einnehmen unterschiedlicher Funktionen für die Patient:in in meinen Realanteilen als Therapeut:in nicht zu sehr sichtbar? Ist dies mit einem Abstinenzverständnis wirklich vereinbar? Tatsächlich besteht darin ein Hauptunterschied zum üblichen verbalen Vorgehen. Besonders durch die Funktion der körperlichen Interaktionspartner:in wird die Therapeut:in in bestimmten Realanteilen für die Patient:in erkennbar. In dieser Hinsicht kommt der innere Prozess der Therapeut:in ins Spiel. Habe ich eigene »Schwächen« ausreichend durchgearbeitet? Habe ich eigene Schamängste verstanden und integriert? Gibt es etwas in mir, was ich vor meiner Patient:in »verstecken« muss, was sie nicht merken soll? Habe ich verstanden, dass ich hilflos sein kann, ohne dabei zugleich unprofessionell zu sein? Im Sinne der Abstinenzdefinition gilt: Abstinent ist die Therapeut:in, solange ihr Verhalten/ihre Funktionsübernahme eine um den Prozess der Patient:in zentriert bleibende *Mitbewegung* darstellt.

> Die einst depressive Patient:in wird sich im Rahmen einer fortgeschrittenen Therapie ihrer verborgenen Potenziale und Kräfte immer bewusster. Sie hat gelernt, ihren Impulsen folgen zu können, und sie möchte diese Kraft nun auch der Therapeut:in gegenüber spüren. Es entwickelt sich eine Szene, in der Patient:in und Therapeut:in Rücken an Rücken zueinander stehen und mit voller Kraft gegeneinander drücken. Die Therapeut:in lässt sich auf diese Handlungsprobe ein, wohlwissend, dass sie seit einigen Wochen unter Rückenschmerzen leidet. Der Druck der Patient:in verfügt über erstaunliche Kräfte und aufgrund der anwachsenden Schmerzen der Therapeut:in sagt diese, sie müsse nun aufgeben, sie könne nicht mehr. Die Patient:in reagiert nun ihrerseits etwas erstaunt und auch enttäuscht angesichts der nun wahrgenommenen körperlichen Schwäche ihrer Therapeut:in. Diese reagiert humorvoll und sagt: Ja, sie sei halt nicht mehr die Jüngste!

Technik-Kapitel 4: Widerstand

Wenn wir von Widerstand sprechen, meinen wir üblicherweise, dass es etwas Ängstigendes oder etwas Beschämendes gibt, das die Patient:in zunächst nicht wissen *will*. Etwas ist der Patient:in unangenehm, über etwas will sie gar nicht nachdenken, etwas will sie am allerliebsten gar nicht fühlen.

> Die Patient:in kommt immer wieder einmal an ein Gefühl von Trauer heran, doch ist die Wahrnehmung flüchtig. Die Therapeut:in hat mit ihr auf verbalem Weg verschiedene Episoden exploriert, die die Patient:in auch ganz gut beschreiben kann – aber spüren kann sie aufkommende Trauer nur kurz und auch nicht besonders intensiv. Also schlägt die Therapeut:in der Patient:in vor, sich diesem Gefühl, wenn sie möchte, auf körpertherapeutischem Weg anzunähern. *Sie will.*
>
> Die Patient:in liegt auf der Therapiematte, die Therapeut:in sitzt neben ihr und bittet die Patient:in, sie möge ein klein wenig tiefer atmen als üblich und sich innerlich auf eine traurige Szene fokussieren. Das tut sie auch. Wieder kommt das Gefühl der Trauer flüchtig hoch, dann aber mischen sich andere Gedanken ein, ganz alltägliche. Die Patient:in denkt daran, was sie alles noch einkaufen muss, wann sie ihr Kind vom Kindergarten abholen wird usw. Die Therapeut:in fragt sich, ob es wirklich eine gute Idee war, mit der Patient:in auf der Matte zu arbeiten und ob sie nicht doch lieber ins vertraute verbale Setting zurückgehen soll.

Ist es zutreffend, in einem solchen Fall von *Widerstand* sprechen? Das ist eine berechtigte Frage, denn die Patient:in wollte sich offensichtlich auf ein Körperexperiment einlassen und hat dies auch mitgeteilt.

Die Frage, ob in einer konkreten therapeutischen Situation ein Widerstand vorliegt, ist oftmals gar nicht leicht zu beantworten. Zugleich ist es, wenn man psychodynamisch denkt, eine wichtige Frage. Sie zu beantworten braucht Zeit und die Fähigkeit, über verschiedene Aspekte des therapeutischen Geschehens nachzu*denken* und daraus eine Hypothese abzuleiten.

Unter anderem sind folgende Überlegungen anzustellen:

- Körperliche Assoziationen führen genauso wenig wie verbale in geradliniger Weise und regelhaft zu einer relevanten Problematik. Was eventuell bedeutsam sein könnte, kristallisiert sich oft erst allmählich heraus.
- Abwehrbewegungen sind vor allem bei gut und mäßig integrierten Patient:innen sehr feingliedrig und daher nicht leicht zu erfassen.
- Von einer Abwehr und einem damit verbundenen Widerstand würde man in diesem Fall sprechen, wenn eine Vermeidung immer in dem Moment einsetzt, wenn das Gefühl der Trauer anklingt.
- Zu bedenken ist, dass aus der inneren Logik der Patient:in die anflutende Trauer unbewusst unterbrochen werden muss, im Sinne eines »Sicherheitsstopps« im Dienste der Wahrung des psychischen Gleichgewichts. Dies ist bei gering integrierten oder schwer traumatisierten Patient:innen in besonderer Weise zu bedenken, da diese ohnehin psychisch instabil sind, weil sie eben nicht über verlässliche Abwehren verfügen.
- Es kann aber genauso möglich sein, dass man trotz anklingender Trauer nicht weiß, wie man es anstellt, sich der Trauer hinzugeben, obwohl man es eigentlich möchte. Dieses »Nicht wissen wie« muss nicht zwangsläufig mit Abwehr zu tun haben.

Stößt man als noch wenig erfahrene Therapeut:in an eine solche Grenze, kann sich daraus die Neigung entwickeln, die Patient:in »pushen« zu wollen. Ein solches Vorgehen mag in manchen, auf den starken emotionalen Ausdruck fokussierten Körperpsychotherapien ein legitimes Mittel sein; in der psychodynamischen Psychotherapie ist das nicht der Fall. Vielmehr geht es für die Therapeut:in in ihrer Supervision darum, unzureichend durchgearbeitete narzisstische Eigenanteile erkennen zu können.

Es braucht daher zwei Formen von Grundwissen, um derartige Situationen so gut wie möglich einschätzen und mit ihnen arbeiten zu können:

- persönliches Wissen (zu eigenen Selbstanteilen, Ängsten, Fähigkeiten, Schwächen)
- psychodynamische Wissen (zu Grundkonflikten und Strukturthemen)
- technisches Wissen (zur Blockadenbearbeitung auf körperlicher Ebene)

Zum technischen Wissen bemühe ich neuerlich den Vergleich mit dem Autofahren: Ich lerne, wie ich »Gas gebe« und wie ich »auf die Bremse trete«. In der psychodynamischen Körperpsychotherapie lernen wir durch Selbsterfahrung und Supervision, auf sprachlicher *und* auf körperlicher Ebene in der einen therapeutischen Situation »Gas zu geben« und in der anderen »auf die Bremse zu treten«. »Gas geben« wird angezeigt sein, wenn die emotionale Beteiligung der Patient:in gering erscheint. »Auf die Bremse steigen« wird angezeigt sein, wenn mir die Patient:in signalisiert, dass sie sich im gegenwärtigen Geschehen überfordert fühlt. Nichtsprachliche Signale sind diesbezüglich eine hilfreiche Orientierung.

Es braucht viel an klinischer Erfahrung, um ein gutes Gefühl für die angemessene *Dosierung* zu entwickeln. Anfängertherapeut:innen neigen aus eigener Unsicherheit heraus in Zusammenhang mit körperlichen Prozessen dazu, ihre Patient:innen zu überfordern. Widerstand hat, wie bereits erwähnt, damit zu tun, dass die Patient:in etwas nicht wissen *will*. Dieses Nicht-wissen-Wollen bezieht sich im üblichen Widerstandsverständnis auf Motivlagen, auf abgewehrte Bedürfnisse und damit zusammenhängende Konflikte.

> Der Patient (m) mit der distanzierten, abweisenden Mutter, der auf seine Therapeutin (w) die Vorstellung dieser distanzierten Mutter übertragen hat und sich im Prozess nicht wirklich geöffnet hat, wird Schritt für Schritt erkennen, nachdem die Therapeutin seine Abwehr analysiert hat, dass er einen starker Wunsch nach Nähe hat, diesen aber nicht zulassen kann. Zuerst wird er gar nicht wissen wollen, wie intensiv und kindlich seine Nähewünsche sind. Je mehr er im Prozess fortschreitet, umso mehr wird er diese kindlichen Nähewünsche akzeptieren, integrieren und gleichzeitig lernen, was es heißt, sich in seiner inneren Befindlichkeit zu öffnen, und dass sich Nähe zu anderen Menschen herstellt, indem man sich öffnet.

Mit anderen Worten: Die Therapie hat ihm geholfen, seine unbewussten Motive zu erkennen und sie anzunehmen. Der Widerstand hatte damit zu tun, dass er sich anfangs keinesfalls vorstellen wollte, wie brennend dieses kindliche Verlangen in ihm war. Dafür hatte er sich geschämt. Aber gelingt es tatsächlich immer, Widerstände auf diese Weise zu überwinden, sei es auf psychischer Ebene durch das Erkennen und Überwinden von Abwehrmechanismen, sei es auf körperlicher Ebene durch das Erspüren und Überwinden muskulärer Blockaden?

Zu bedenken ist, dass gering integrierte Patient:innen aufgrund ihrer Strukturschwäche und des damit verbundenen »inneren Chaos« nicht wissen und nicht wissen können, was sie wollen. Die übliche Widerstandsanalyse, d.h. das Herausfinden der abgewehrten Anteile, wird bei ihnen nicht wirklich gelingen. Ein motivhinterfragendes und/oder auf die Deutung von Motiven abzielendes Vorgehen wird daher wenig fruchtbar sein. Die therapeutische Haltung erfordert es bei diesen Patient:innen, sie so zu nehmen wie sie sind, und sie nicht zu sehr zu hinterfragen. Partnerschaftlichkeit und Zusammenarbeit stehen im Vordergrund. Die therapeutische Haltung erfordert, normal auf ihre Beziehungsangebote zu reagieren und ihnen zu helfen, Unklares zu erklären. Sie erfordert, sie dort zu begleiten, wo sie es wünschen, ihnen aber nichts aufzudrängen, was sie eventuell nicht wollen. Sie körperlich-empathisch zu begleiten *kann* produktiv sein, sofern sie sich auf ein solches Geschehen einlassen wollen. Körperliche Begleitung *kann* weiterführen und stabilisierend wirken, wenn sie kleinschrittig vollzogen wird und die Patient:in immer wieder gefragt wird, ob sich das jeweilige Vorgehen stimmig anfühlt. Zu beachten ist, dass diese Patient:innen nicht immer sagen (können), wenn etwas nicht mehr stimmt – hier ist eine Orientierung an nonverbalen Signalen (Atmung, Körperhaltung, Stimme, Augenlider, Hautveränderungen, Herzschlag usw.) oftmals hilfreich. Die therapeutische Beziehung wird in der Regel seitens der Therapeut:in *nicht* angesprochen.[44]

---

44 Man nennt ein solches Vorgehen auch »strukturbezogene Psychotherapie«; vgl. Rudolf, 2004. Im Gegensatz dazu zielt die »übertragungsfokussierte Psychotherapie« sehr wohl auf die Bearbeitung der therapeutischen Beziehung ab; vgl. Yeomans et al., 2016.

Welchen Nutzen hat die therapeutische Arbeit im offenen Setting?

Ich bitte den Patienten (m) sich so auf die Therapiematte zu legen, wie es angenehm für ihn sei; er entscheidet sich dafür, auf dem Bauch zu liegen. Ich beobachte für eine Weile seine Atmung. Mir fällt auf, dass Körperbewegungen um die Flanken herum gut sichtbar sind, hingegen sein Thorax unbeweglich erscheint. Ich melde ihm meine Beobachtung zurück und frage ihn, ob er es so spüren kann, was er bejaht. Ich frage ihn, ob es heute für ihn in Ordnung wäre, wenn ich durch Auflegen und Druckausüben durch meine Hände auf seinem Rücken einen Versuch machen würde, seine Atmung im blockiert erscheinenden Bereich ein wenig zu mobilisieren – wozu er bereit ist. Das tue ich, stehe auf, stelle mich so hin, dass ich ihn mit meinen Händen am Rücken anfassen kann. Für etwa zwei Minuten übe ich, synchron mit seinen Atembewegungen, einen mittelstarken Druck aus und beobachte seine Reaktion. Äußerlich kann ich keine Veränderung bemerken. Ich beende die Atemmobilisierung, setze mich neben ihn und frage, wie er sich fühle und was in ihm vorgegangen sei.

Er sagt, es sei ihm sofort eine Erinnerung eingefallen, an die er lange nicht mehr gedacht habe. Sein Onkel habe ihn als Kind immer wieder gekitzelt, er habe sich anfangs gewehrt, dann gesagt, er wolle es nicht mehr, der Onkel habe weitergemacht, bis er aufgegeben habe. Das habe ihn »frustriert«. Er habe als Kind deswegen ab und zu Hassfantasien gehabt. Im Weiterreden über die damaligen Ereignisse stellt sich heraus, dass er in dieser und in vergleichbar anderen Situationen ein tiefes Gefühl der Resignation empfunden habe. Ich frage ihn, ob er dieses Gefühl beim Erzählen im Hier und Jetzt spüren könne, und er sagt, ein klein wenig. Gegen Ende der Stunde frage ich, wie er sich fühle und wie er den Gesamtablauf dieser Stunde erlebt habe. Er sei, wie er sagt, total überrascht wegen dieser Erinnerung und wolle die nächste Stunde unbedingt hier weitermachen.

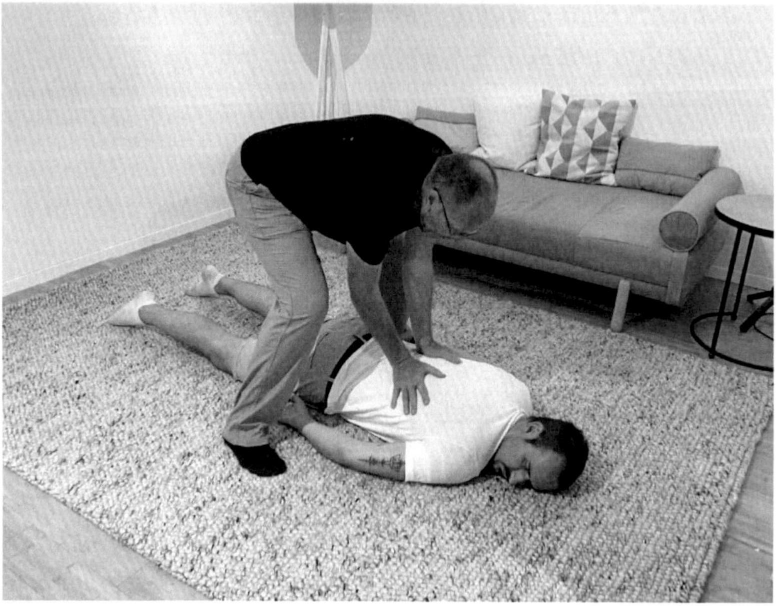

Abb. 12: Mobilisierung der Atmung

Es ist keine Seltenheit, dass sich im Zuge konkreter Handlungsproben körpernahe Erinnerungen sofort und mit großer Klarheit einstellen. Es sind dies Ereignisse, die für die meisten Patient:innen überraschend sind. Solche *Körpererinnerungen* haben in der Regel einen großen Erkenntniswert und stärken das Arbeitsbündnis beträchtlich.[45]

Warum tauchen Körpererinnerungen in der körperpsychotherapeutischen Arbeit auf und kaum in einer verbalen Psychotherapie? Der Grund liegt darin, dass die Arbeit mit dem Körperlichen, mit Bewegungen, mit Körperhaltungen, aber auch mit körperlicher Interaktion bestimmte Erfahrungsbereiche durch die Spezifität der körpernahen Erfahrungsweise in einer Weise »antriggert«, wie das in der rein verbalen Arbeit üblicherweise nicht der Fall ist. Es wird dabei ein bestimmtes Körpergedächtnis »angezapft«, ein »Wissen«, für das sich im Fachjargon der Begriff *implizites Wissen* (und implizites Beziehungswissen) eingebürgert hat.[46] Ohne hier auf eine genauere Definition einzugehen, ist damit ein emotionales Handlungswissen gemeint, das sich viel besser im Han-

45 Downing, 1996, nennt diese Körpererinnerungen »Kinogramme«.

46 Der Begriff geht auf Michael Polanyi zurück. Siehe P. Geißler & Sassenfeld, 2013.

deln als im Sprechen manifestiert. Das körperpsychotherapeutische Setting ist gleichsam jenes »Medium«, in dem sich implizites Wissen auf ganz unmittelbare Weise in den Vordergrund des Erlebens schiebt, wohingegen symbolnahe Bedeutungsebenen für eine Weile in den Hintergrund treten.

Der Nutzen der Arbeit im offenen Setting besteht darin, dass durch den *erfahrungsanalogen* Körperzugang seelische Schichten manchmal rasch und unerwartet erreicht werden können. Der Evidenzcharakter derartiger Erinnerungen ist meist groß und führt manchmal zu starken emotionalen Reaktionen.

Es gibt einen alten bioenergetischen Satz: »Der Körper lügt nicht.« Gilt dieser noch immer? Der Körper reagiert bei vielen Gefühlen in spezifischer Weise mit. Indem Patient:innen lernen, mehr auf ihren Körper zu achten, bekommen sie mehr von ihren Gefühlen mit. Insofern kann man sagen, dass die körperliche Wahrnehmung ein »Mehr« an inneren Wahrheiten zutage fördert, jedoch wäre eine Verabsolutierung im Sinne jenes Satzes jedoch falsch: Über Körperliches können wir genauso täuschen und manipulieren wie über Sprachliches.

Im Grunde ist es falsch zu behaupten: »Der Körper spricht.« Er sendet verschiedenste Signale. Diese sind stark kontextabhängig und erfordern Interpretation. Auch jede körperliche Wahrnehmung geht durch einen gewissen Filter und ist keine innere Wahrheit in einem absoluten Sinn. So gesehen geht die Frage, ob der Körper lügt, von einer unzutreffenden Voraussetzung aus, ganz abgesehen davon, dass wir von der evolutionsbiologischen Grundlagenforschung her wissen, dass körperliche Signale vielfach mit Täuschungsabsichten eingesetzt werden.[47]

> Wenn ich mich bspw. auf meine Kieferbewegungen zentriere, wenn ich in die sich einstellenden Kieferbewegungen hineinspüre, dabei atme, mich auf meine Atmung zentriere und zusätzlich darauf achte, was sich in meinem übrigen Körper an Haltungs- und Bewegungsveränderungen nun spontan einstellt, dann bewege ich mich fast vollständig in der Sphäre des körperlichen Handelns und Wahrnehmens, wohingegen kognitiv be-

47 Vgl. dazu Sommer, 1992.

deutungsvolle Zusammenhänge für eine Weile vollständig in den Hintergrund meines Bewusstseins treten. Und *dann*, genau unter dieser Voraussetzung, stellt sich u. U. spontan eine körpernahe und/oder szenische Erinnerung ein, die mir normalerweise nie in den Sinn gekommen wäre.

Die Fähigkeit, Rad oder Auto zu fahren, spricht ebenso dieses Handlungswissen an. Nicht alles an implizitem Wissen ist in einem psychotherapeutischen Sinn bedeutungsvoll.

Die Therapeutin (w) empfiehlt dem Patienten (m), der ihr eine lustige Kindheitsszene erzählte, bei der er mit dem Löffel auf den Tisch schlug, die Szene im »Hier und Jetzt« nachzuspielen, indem er mit einem Gegenstand auf den Tisch schlage – ganz konkret. Durch das Schlagen wird die alte Szene nun plötzlich neu belebt, jedoch in einer anderen Form als die ursprünglich berichtete Episode. Ursprünglich hatte der Patient die Szene nämlich als lustige Familienanekdote in Erinnerung (sie wurde innerhalb der Familie genauso weitergegeben und alle lachten). In der Gegenübertragung spürte die Therapeutin intuitiv, dass daran etwas nicht stimmen konnte. Das war auch der Grund dafür, den Patienten aufzufordern, die Szene im »Hier und Jetzt« nachzuspielen. *Als er dies tat*, stieg zunehmend Wut in ihm hoch. Mit anderen Worten: Die seinerzeitige Szene begann, sich in ihren Einzelheiten qualitativ zu verändern! Der Patient hatte nämlich, wie er dann in der nachträglichen Reflexion der Handlungsprobe bemerkte, die ganze Zeit den Umstand völlig ausgeblendet, dass die anderen Familienmitglieder ihn damals nicht verstehen konnten. Er hatte sich diesem Empathiemangel intuitiv angepasst und die Szene als lustige Episode abgespeichert, weil ja alle gelacht hatten und sie auch in diesem Sinn tradiert wurde. Erst durch das Nachstellen und die konkrete körperliche Handlung – die Ausführung der Schlagbewegung – veränderte sich die Erinnerung. Es war ein echtes Aha-Erlebnis für den Patienten.[48]

Körpererinnerungen beinhalten die Möglichkeit, dass sich subjektiv empfundene »Wahrheiten« als falsch herausstellen. Manchmal verändern sich dadurch sogar Grundüberzeugungen.

48 C. Geißler, 1998.

Ist die Arbeit im offenen Setting schneller und effektiver?

Körperpsychotherapie, vor allem diejenige im Gruppensetting, kann sehr aufwühlend sein. Insbesondere trifft das auf »energetische« Verfahren zu.[49] Meine erste komplette psychotherapeutische Ausbildung habe ich in Bioenergetischer Analyse absolviert. Es ist eine Methode, die sich dadurch auszeichnet, dass der Zugang zu Emotionen und körperlichen Impulsen teilweise sehr direkt angesteuert wird, in der Regel in Form von bestimmten »Übungen«. Ich bin davon noch immer geprägt, trotz eines mittlerweile anderen Vorgehens.

Der körperbetonte Zugang kann hinsichtlich der Vertiefung von Affekten und hinsichtlich regressiver Verläufe höhere Geschwindigkeiten zur Entfaltung bringen. Vorausgesetzt beide, Patient:in und Therapeut:in, sind dazu bereit, können sich in kurzer Zeit hohe emotionale Intensitäten entfalten. Im Vergleich dazu verläuft eine Vielzahl von Einzeltherapien, die verbal geführt werden, ohne dass die körperliche Ebene einbezogen wird, in einem emotional flacheren Spektrum. Bspw. können Trauer und Wut in verbalen Therapien genauso gespürt werden und innerlich berühren. Vielleicht kommen sogar Tränen. Es ist jedoch hinsichtlich der Eindrücklichkeit der *Erfahrung* ein Unterschied, ob einem im Zuge von Trauer einige Tränen kommen oder ob Trauer einen vollständig körperlich erfasst und man weint wie ein kleines Kind. Es ist ein Unterschied, ob Wut die Fantasie bewirkt, jemanden schlagen zu wollen, oder ob das Erleben von Wut so weit geht, dass *innerhalb* der Therapie der unabweisbare Drang entsteht, mit aller Kraft auf ein Kissen einzuschlagen, im Wissen, so etwas *außerhalb* der Therapie keinesfalls zu tun.

---

49 Zu den energetischen Verfahren zählen u. a. die Bioenergetische Analyse, die Reich'sche Therapie, Hakomi, die Biodynamische Psychologie, Biosynthese, Core-Therapie, Radix, Unitive Therapie, Psychoenergetik nach Peter Schellenbaum u. a. In ihrem Theoriekern gehen sie allesamt v. a. auf Wilhelm Reich zurück.

Das muss nicht immer ein Nachteil sein. Patient:innen mit Strukturproblemen leiden ohnehin oftmals an Affektüberflutungen und ihre Schwierigkeit besteht eher darin, über ihr chaotisches Leben nachdenken zu lernen. Ein affektvertiefender Zugang wie der körperbetonte ist daher nicht in jedem Fall von Vorteil. Es wäre aber übertrieben und einseitig, von einem strikten kausalen Zusammenhang zwischen emotionaler Involvierung und Settingöffnung zu sprechen. Zu bedenken ist, dass eine Übertragungsneurose[50] in einer hochfrequent geführten Analyse emotional ebenso sehr intensiv sein kann.

Negative Entwicklungen sind möglich, z.B. wenn die Therapeut:in die Patient:in in naiver Weise »pusht«, d.h. ihn in eine Richtung »treibt«, die nicht förderlich ist, in der Regel aufgrund nicht ausreichender Ausbildung, aufgrund von Fehleinschätzungen des Prozesses und/oder des Strukturniveaus oder aufgrund mangelnder wechselseitiger Abstimmung. Diese möglichen negativen Wirkungen sind im Auge zu behalten. Grundsätzlich ist das psychodynamisch-körperpsychotherapeutische Vorgehen im Vergleich zu energetischen Verfahren wie der Bioenergetischen Analyse im konkreten Vorgehen als eher zögerlich zu nennen. Das hat damit zu tun, dass wir Ängsten und vor allem Schamgefühlen, die durch die Einführung der Körperebene fast immer aktiviert werden, große Beachtung schenken. Sie sollen wahrgenommen, beachtet und ggf. auch analysiert werden, anstatt sich vorschnell in emotionsintensivierende »Körperübungen« einzulassen. Es empfiehlt sich ebenso, mit der Settingöffnung eine Weile zu warten, bis sich ein gefestigtes Arbeitsbündnis eingestellt hat.

Zu bedenken ist, dass der Preis für die Einbeziehung des Körperlichen oftmals darin besteht, dass man in der Therapie mit spezifischen Schamschwellen konfrontiert wird, deren Durcharbeitung Zeit benötigt. Wir sprechen auch ungern von Körper*übungen*, weil der Begriff »Übung« ein mögliches pädagogisches Moment impliziert, vielleicht auch einen durch eine Übung erreichenden Zielzustand, was aber so nicht gemeint ist. Uns geht es darum, durch die Öffnung des Settings Erfahrungen zu ermöglichen, die man im verbalen Zugang nicht so leicht machen kann.

Fazit: Es *kann* etwas schneller geschehen, muss es aber nicht. Es können sich plötzlich neue Erfahrungsräume und »Türen« öffnen und dies oftmals rascher als in verbalen Therapien. Die Gesamtbearbeitung der Persönlich-

50 In einer Übertragungsneurose richten sich die infantilen Bedürfnisse vollständig auf die Therapeut:in; ebenso werden die pathogenen Konflikte in voller Intensität in der Übertragung auf die Therapeut:in mobilisiert.

keitsdynamiken braucht dennoch seine Zeit. Schneller vollziehen sich Therapien im offenen Setting daher nicht obligatorisch. Auf die Therapiedauer hat die Settingöffnung unserer Ansicht nach auch keine entscheidende Wirkung (im Sinne einer Verkürzung therapeutischer Verläufe). Allerdings erreicht das Miteinbeziehen der Körperebene u. U. tiefere seelische Schichten als die ausschließlich verbale Arbeit, aber auch das ist nicht verallgemeinerbar.

Jedes Setting hat daher auch seinen Preis, und das gilt für alle Settings. Es gibt kein ideales Setting! Wenn manche Psychoanalytiker:innen nach wie vor das traditionelle Couch-Setting als das »reinste Gold« bezeichnen und alle anderen Settings dem gegenüber als nachgeordnet betrachten, stimmen wir[51] einer solchen Wertung nicht zu. Bestimmte Bereiche können da und dort besser und andere weniger gut erschlossen werden. Das spricht dafür, als Therapeut:in Selbsterfahrungen in unterschiedlichen Settings zu machen.

51 Wenn ich von »wir« spreche, meine ich damit Christine Geißler und mich, d. h. wir beide vertreten diese Aussage in dieser Form.

Welche Risiken sind bei der Arbeit im offenen Setting zu berücksichtigen?

Der Frage nach möglichen Risken körperpsychotherapeutischer Arbeit liegt oft ein Vorurteil zugrunde: dass Unkontrollierbares *regelmäßig* geschieht. Möglicherweise wird ein solches Vorurteil dadurch befördert, dass man sich im Erzählen über Körperpsychotherapie zwecks Hervorhebung ihrer Stärken häufig auf derartige affektive Spitzenerlebnisse bezieht, obwohl diese in der tatsächlichen klinischen Arbeit – jedenfalls wie wir arbeiten – nur die Spitze des Eisbergs darstellen. Der in quantitativer Hinsicht allergrößte Teil besteht in unspektakulärer Kleinarbeit. Daher müsste im Sinne einer angemessenen Gewichtung zunächst klargestellt werden: Affektive Spitzenerfahrungen (z. B. sich plötzlich einstellendes heftiges Weinen, forciertes Atmen begleitet von Angst, körperlicher Ausdruck von intensiver Wut u. a.) ereignen sich *manchmal*, und in den allermeisten Fällen werden sie von der Patient:in und Therapeut:in in sorgsamer Detailarbeit und kooperativer Weise angesteuert im Sinne eines kontrollierten Einlassens in einen Erfahrungsbereich an der Grenze zwischen Kontrolle und Kontrollverlust. Zugleich überschreitet die Intensität dieser sich gelegentlich ereignenden affektiven Spitzenerlebnisse das durchschnittliche Maß dessen, was sich in rein verbal geführten Therapien im Kontext eines festgelegten Settings ereignet.

Ein Gefährdungsrisiko ist dann gegeben, wenn man sich zu »naiv« in das »Gelände« des offenen Settings hineinbewegt und bspw. die verschiedenen Schritte und damit verbundenen Funktionsangebote als Therapeut:in nicht genügend reflektiert. Wichtig ist, sich bewusst zu sein, dass der körpertherapeutische Zugang in der Vielzahl seiner therapeutischen Möglichkeiten ein komplexer ist; und dass die Vielzahl der Zugangsmöglichkeiten zugleich Chancen und Verwicklungsmöglichkeiten bedingt – eben beides. Man könnte auch so formulieren: Je weniger Eigenerfahrung man hat und je naiver und in zu großen Schritten man an körpertherapeutische Experimente herangeht, umso eher kann und wird man in Notsituationen geraten.

Die Antwort auf die Frage, ob einem etwas passieren kann, wenn man ins offene Setting geht, kann daher nur sein: Selbsterfahrung, Selbsterfahrung, Selbsterfahrung! Nur ein ausreichendes Maß an Selbsterfahrung und an eigenem Erproben ist *die* Vorbereitung, um in einem eher unsicheren Gelände wie dem offenen Setting mit größtmöglicher Präzision zu navigieren. Zum Vergleich: Wenn ich in einen finsteren Wald gehe, dann kann ich die Geräusche, die ich höre, zunächst nicht deuten. Ich kann zunächst nicht unterscheiden, ob ein Knacken ein zerbrochener Ast ist, auf den ich getreten bin, sodass ich gefahrlos weitergehen kann, oder ob das Knacken von einem gefährlichen Tier herrührt. Ich muss den Wald erst genau kennenlernen. Es ist also oft eine Frage des Tempos. Wir gehen bewusst eher zögerlich vor, nach dem Motto: »Lieber zu wenig als zu viel.«

Doch was kann im ungünstigen Fall konkret passieren? Der körpertherapeutische Zugang kann die Therapeut:in – ähnlich wie Goethes Zauberlehrling – in eine Situation führen, in der sie sich den Geistern, die sie geweckt hat, ohnmächtig ausgeliefert fühlt. Realisiert die Patient:in, dass die Therapeut:in dem Geschehen nicht mehr gewachsen ist, wird sie in vielen Fällen die Therapie abbrechen, was eine gesunde Reaktion wäre. Hinzuzufügen ist, dass ein solcher Verlauf im Rahmen einer Übertragungsneurose genauso möglich ist. Ein solches Risiko ist also nicht auf die Arbeit im offenen Setting beschränkt.

Es könnte sein, dass eine Patient:in auf irgendeine Weise dekompensiert. Es kann sein, dass sich die Therapeut:in nicht mehr in der Lage fühlt, die dekompensierte Patient:in aufzufangen, zu stabilisieren. Sofern die Patient:in die Therapie nicht abbricht und sofern die Therapeut:in nicht in der Lage ist, sich rechtzeitig Unterstützung zu holen (z. B. durch Supervision), kann sich eine maligne Regression[52] einstellen. In Margarete Akoluths Buch *Unordnung und spätes Leid* (2004) wird ein solch tragischer Verlauf anschaulich beschrieben. Eine maligne Regression ist allerdings kein Spezifikum von Körperpsychotherapie; sie kann sich genauso in einem verbalen Setting ereignen. Es sind mir keine Studien bekannt, in denen belegt wäre, dass sich ein solcher Verlauf in Körperpsychotherapien häufiger ereignen würde als im verbalen Setting.

Zu diesem Themenkomplex gehört auch der Begriff des »Agierens« in seiner negativen Konnotation. Ist man als Analytiker:in lediglich damit vertraut, die Übertragung der Patient:in mit den Mitteln der verbalen Widerstands- und Übertragungsanalyse zu bearbeiten, kann einem das über-

52 Balint, 1997.

raschende Auftauchen starker affektiv-körperlicher Reaktionen seitens der Patient:in als unerwünscht anmuten und man kann sich versucht fühlen, in einer solchen Reaktion ein Agieren zu sehen, das der therapeutischen Entwicklung nicht förderlich ist. Analytiker:innen sind es vielfach nicht gewohnt, mit derartig überraschenden Reaktionen seitens der Patient:in zu arbeiten. Was der nicht körperpsychotherapeutisch geschulten Analytiker:in als unerwünscht erscheinen mag, stellt sich jedoch für die psychodynamische Körperpsychotherapeut:in als grundsätzlich willkommen, wenngleich situativ durchaus herausfordernd dar.

Meint man als Therapeut:in, etwas läuft aus dem Ruder, ist zunächst zu unterscheiden, was damit überhaupt gemeint sein kann, also wenn man den Eindruck gewinnt, den Prozess nicht mehr angemessen steuern zu können. Handelt es sich um eine Sackgasse, wie sie in Therapieprozessen immer wieder einmal vorkommen kann und in der man als Therapeut:in zunächst nicht weiß, was man tun soll? In einem solchen Fall ist Supervision oder Intervision angezeigt. Oder fühlt man sich als Therapeut:in wirklich überfordert, bekommt nicht mehr zu tolerierende Angst? Ist man vor der Sitzung angespannt und froh, wenn sie vorbei ist? Dies wären Anzeichen dafür, dass tatsächlich etwas aus dem Ruder läuft.

Supervision oder Intervision ist dringend notwendig. Aber sie sind oft nicht auf der Stelle verfügbar – also was macht man in der Situation selbst? Sofern es noch möglich ist, besteht die Aufgabe der Therapeut:in darin, das laufende Geschehen zu unterbrechen, z. B. durch folgende Äußerung: »Okay, wir müssen diesen Prozess jetzt mal unterbrechen und uns darüber verständigen, was denn hier gerade läuft.« Sofern die Therapeut:in den Eindruck hat, einen Fehler gemacht zu haben, ist es notwendig, dass sie sich bei der Patient:in dafür entschuldigt. Gemeinsam wäre in der Folge zu besprechen, wie man den Prozess gemeinsam künftig gestalten könnte, damit er wieder in eine produktive Richtung geht. Entgegen der Befürchtung der meisten Therapeutenanfänger:innen können die meisten Patient:innen mit Fehlern ihrer Therapeut:innen relativ gut umgehen.

Eine weitere wichtige Einschätzung betrifft die Frage, ob und inwieweit die Patient:in mittlerweile in der Lage ist, das affektiv sich entwickelnde Geschehen eigeninitiativ mitzutragen. Vermag sie eigene körperliche Impulse zu spüren? Vermag sie zu wissen, »was der Körper als nächstes will?« Vermag sie eigenen Körperimpulsen zu vertrauen? Vermag sie damit einhergehende Ängste anzusprechen und das weitere Vorgehen selbst zu dosieren? Vermag sie Grenzen zu setzen und zu sagen: »Jetzt ist es genug«?

Trotz der Bereitschaft zur Aktivität seitens der Therapeut:in besteht eine wichtige Aufgabe darin, die Patient:in schrittweise zur Eigeninitiative zu ermutigen und sie in die Steuerung des Geschehens einzubeziehen. Zielzustand ist ein *kooperatives Vorgehen*. Die Erreichung dieses Ziels braucht seine Zeit. Je besser es gelingt, die Patient:in in kooperativer Weise in den Körperprozess einzubinden, umso geringer ist das Risiko unerwünschter Verläufe.

Sind Kontraindikationen zu beachten?

Körperarbeit *kann* unter bestimmten Umständen zu einer raschen, nicht immer erwünschten Intensivierung von Gefühlen führen. Vor allem emotionale Verdichtung und Intensivierung innerhalb der therapeutischen Beziehung können bei Patient:innen, die nicht immer klar zwischen sich selbst und anderen Personen unterscheiden können, zu Problemen führen. Jedoch gilt generell, dass eine feinfühlige, achtsame, individuell angemessene, nicht bedrängende und nicht regressionsfördernde Arbeit am Körperselbst stabilisierend wirkt.

Eine relative Kontraindikation[53] besteht bei Patient:innen, die zum Dramatisieren neigen, bei Patient:innen mit ausgeprägten hypochondrischen Neigungen oder die sich leicht körperlich bedrängt fühlen oder im akuten Delirium sind, bei Patient:innen mit schweren körperlichen Schmerzzuständen, Verwirrtheitszuständen, schizophrenen und manischen Zustandsbildern, bei soziopathischen sowie bei suchtkranken Patient:innen, die sich weigern, vor Beginn der Psychotherapie eine Entziehungskur zu machen. Die Entscheidung, wie mit relativen Kontraindikationen umzugehen ist, ist immer individuell zu treffen. Es sind spezifische Bedürfnisse und andere Faktoren seitens der Patient:in ebenso in Betracht zu ziehen wie Ressourcen, aber auch Grenzen seitens der Therapeut:in. Als Beispiel sei die therapeutische Arbeit mit Schizophrenen genannt. Es ist in der Regel ein großer Unterschied, ob mit ihnen im ambulanten Setting gearbeitet wird oder aber im viel geschützteren stationären Behandlungssetting, in dem akute psychotische Zuspitzungen nötigenfalls sofort aufgefangen werden können. Vorsicht ist bei Patient:innen mit sexuellen und/oder aggressiven Übergriffserfahrungen geboten, ebenso bei Patient:innen, die zu einer starken Sexualisierung neigen, ohne dass ihnen diese Tendenz bewusst wäre. Eine absolute Kontraindikation ist gegeben bei Patient:innen, die eine körperbezogene Zugangsweise aus welchen Gründen auch immer ablehnen.

---

53 P. Geißler & Heisterkamp, 2013, S. 60ff.

Worin bestehen die Voraussetzungen für diese Form therapeutischer Arbeit? Braucht es dafür eine Aus- oder Fortbildung?

Psychoanalytische Basiswissen (oder ein vergleichbares Theorie- und Praxiswissen in einem anderen therapeutischen Verfahren) ist unserer Ansicht nach[54] *der* Grundstock. Es vermittelt jedoch nicht jene Bereiche, die das *Körperwissen* betreffen, z. B.: Was sind Anzeichen von Spannung, von Stress, von Angst? In welchen Körperbereichen zeigen sie sich bevorzugt? Wir laufen sie in der Regel ab? Ein Anzeichen von Spannung kann ein Zehenwippen sein oder ein Anhalten der Atmung, ein Ballen der Faust, eine plötzliche Bewegungslosigkeit etc. Wie gestalten sich emotionale »Bögen«, z. B. der Umstand, dass sich nach dem Ausdruck von Wut häufig Trauer einstellt? Oder zu wissen: Solange die Angst zu groß ist, kann sich Wut nicht vollständig entfalten. Das wären typische emotionale Verlaufsformen.

Was sind körperliche Anzeichen dafür, dass sich bei jemand auf emotionaler Ebene etwas zu »bewegen« beginnt? Bspw. kündigt sich Weinen oftmals durch feine Bewegungen in der Wange und um die Nase herum an, die der Aufmerksamkeit oftmals leicht entgehen. Ein anderes Beispiel wären Darmgeräusche, also die Psychoperistaltik.

Ein weiteres Beispiel sind nonverbale Signale im Zuge der (unbewussten) Suche nach einer harmonischen Beziehung. Das lässt sich oftmals daran erkennen, dass sich Patient:in und Therapeut:in vollkommen automatisch und unreflektiert in ihren Bewegungen synchronisieren. Die eine wechselt die Körperhaltung und die andere tut es unmittelbar darnach. Die Therapeut:in schlägt das eine Bein über das andere und die Patient:in ebenso. Die Patient:in atmet tief durch und die Therapeut:in tut es auch. Die Therapeut:in schaut nach rechts und auch die Patient:in wendet ihren Kopf zu Seite.

---

54 Ich drücke mich hier in der Mehrzahl aus, da ich weiß, dass diese Meinung von Christine Geißler und mir gleichermaßen vertreten wird. In einzelnen Aspekten des praktischen Vorgehens haben wir unterschiedliche Zugangsweisen.

Ein weiteres Beispiel ist der gesamte Bereich der Nähe-Distanz-Regulierung, z. B. Feinheiten im Bereich des Augenkontakts. Diese in zwischenmenschlichen Beziehungen sehr wichtige Dimension kann in einem offenen Setting auf vielfältigere Weise bearbeitet werden, denn der Abstand zwischen Patient:in und Therapeut:in ist eben *nicht* festgelegt. Sicherlich kann man über Nähe-Distanz-Erfahrungen auch sprechen; erfährt man sie jedoch unmittelbar in einem von Reflexion begleitenden Miteinanderhandeln, kommt hier oftmals ein entscheidendes Momentum hinzu.

Als Psychoanalytiker ist man diesbezüglich, hat man die übliche Ausbildung durchlaufen, nicht automatisch geschult.[55] *Dass* einem all diese Signale auffallen und dass man über sie nachdenkt, setzt körpertherapeutische Eigenerfahrung voraus sowie eine Theorie über körperliche Vorgänge. Verschiedene körperpsychotherapeutische Schulen liefern dazu unterschiedliche Ansätze.[56]

Kern dieses Handlungswissens ist die *eigene Körperselbsterfahrung*, jedoch nicht als einmaliges Wochenendseminar, sondern gelernt innerhalb eines Prozesses, auf den man sich eingelassen hat. Drei Jahre sind diesbezüglich eine realistische Zeitvorstellung.

> Die Patient:in, die der Therapeut:in gegenübersitzt, macht im Zuge des therapeutischen Gesprächs eine kleine, kaum merkbare Bewegung mit ihrem Rumpf in der Art und Weise, dass sie sich in ihrem Stuhl ein klein wenig rückwärts bewegt.

55 Unserer Erfahrung bezieht sich auf das psychoanalytische Ausbildungswesen in Ostösterreich. Zwei Studentinnen der Wiener SFU im Fachspezifikum Psychoanalytische Individualpsychologie bestätigen unsere Annahme durch Erfahrungsberichte im Zuge ihrer körperpsychotherapeutischen Selbsterfahrung im Rahmen einer Gruppe, die Christine Geißler und ich geleitet haben: Deimel, 2019; Plecko, 2018.

56 Zu den in Deutschland und Österreich bekannteren Verfahren gehören die Bioenergetische Analyse (»Bioenergetik«), die Biodynamische Psychologie, die Konzentrative Bewegungstherapie, die Funktionelle Entspannung, die Reich'sche Therapie, die Biosynthese-Therapie, die Hakomi-Therapie, die »Core«-Therapie, die körperorientierte Therapie nach George Downing und die Pesso-Therapie. Die meisten von ihnen bieten eigene Aus- und/oder Fortbildungen an. Im Feld der psychodynamischen Körperpsychotherapie existieren bislang keine personenübergreifenden Aus-/Fortbildungsangebote, jedoch eine Arbeitsgruppe in Deutschland, die AG für körperorientierte psychodynamische Psychotherapie: https://www.körperorientierte-psychodynamische-psychotherapie.de

Es ist von vornherein unmöglich zu wissen, was eine solche Veränderung in der Körperhaltung bedeutet und wie man diese kleine Veränderung in psychoanalytisches Wissen rückübersetzen kann. Ein solches Geschehen kann unterschiedliche Bedeutungsweisen haben. Es kann ...

- ... eine Geste der Entspannung sein.
- ... eine Reaktion darauf sein, dass ich mit meinen Worten einen wichtigen Punkt bei der Patient:in genau richtig getroffen habe und dass sich dadurch bei ihr etwas löst.
- ... eine Geste der Unterwerfung sein, ein »Sich-dünne-Machen«.
- ... eine Wegbewegung von der Therapeut:in sein.
- Andere Bedeutungen sind möglich.

Die möglichen unterschiedlichen Bedeutungen erschließen sich am einprägsamsten in der körperpsychotherapeutischen Selbsterfahrung. Durch sie habe ich derlei kleine Bewegungen bei mir selbst in unterschiedlicher Weise erlebt und gelernt, sie in Zusammenhang zu setzen mit inneren Verfassungen, bin ich sensibilisiert für unterschiedliche Bedeutungsweisen solch kleiner Veränderungen in der Körperhaltung und habe sie als Wissen zur Verfügung.[57]

***Nonverbale körperliche Signalgebungen* sind – vergleichbar mit Trauminhalten – nicht für sich genommen bedeutsam. Es handelt sich um ein eigenständiges Signalsystem. Die jeweilige Bedeutung erschließt sich immer erst aus dem Gesamtkontext und aus dem jeweiligen therapeutischen Geschehen. Es gibt in diesem Bereich keine eindeutige »Sprache«, keinen generellen »Code«. Nichts von dem ist für alle Situationen gültig. Der Vorteil an nonverbalen Signalgebungen besteht darin, dass sie in jeder Situation vorhanden sind, wenn man nur gelernt hat, auf sie zu achten und sie ins Denken einzubeziehen.**

Ob man als psychodynamische Psychotherapeut:in eine zusätzliche körperpsychotherapeutische Ausbildung benötigt, um die nötige Theorie und Praxis zu erwerben, lässt sich mit wenigen Worten beantworten: Unserer Erfahrung nach reicht eine mehrjährige körperpsychotherapeutische Fortbildung, deren zentraler Bestandteil Körperselbsterfahrung im Gruppensetting darstellt, aus.

57 Es handelt sich dabei um ein Wissen, das »implizites Wissen« genannt wird. Bis zu einem gewissen Grad vermag körperpsychotherapeutische Selbsterfahrung dieses nicht-bewusste Wissen bewusst verfügbar zu machen. Vgl. dazu P. Geißler & Sassenfeld, 2013.

Welche Form von Supervision brauche ich für die ersten Schritte?

Zunächst ist zu unterscheiden zwischen Supervision im Einzelsetting, im Kleingruppensetting (zwei bis drei Personen) und im Gruppensetting. Generell ist zu sagen: Eine supervisorische Begleitung hinsichtlich der verschiedenen Aspekte bei der Settingöffnung wird eine auf dem üblichen Weg sozialisierte Psychoanalytiker:in nur dann leisten können, wenn sie zusätzlich zur psychoanalytischen Ausbildung über körperpsychotherapeutische Selbsterfahrung verfügt. Wer das Spezifische eines körperpsychotherapeutischen Vorgehens in all seinen Feinheiten nicht aus der eigenen Selbsterfahrung kennt, vermag sich wohl kaum in differenzierter Weise vorzustellen, worin die Unterschiede zur üblichen Psychoanalyse im Couch-Setting oder im Gegenübersitzen bestehen und was diese Art der therapeutischen Arbeit über das Vertraute hinaus zu leisten vermag.

Es wichtig, die ersten Schritte der Settingöffnung in allen Einzelheiten zu kennen und in differenzierter Weise supervisorisch begleiten zu können. Hinsichtlich der Arbeit am Körperselbst ist das dann möglich, wenn die Supervisor:in über eine Zusatzausbildung in einem körperpsychotherapeutischen Verfahren verfügt, wie Konzentrative Bewegungstherapie, Bioenergetische Analyse, Integrative Therapie, Pesso-Therapie u. a.

Szenische Supervision[58] oder nachbildende Supervision[59] ist eine effektive Variante von Supervision, die im Gruppensetting praktiziert wird. Sie geht über die Supervision der therapeutischen Arbeit am Körperselbst hinaus. Dies ist eine sehr effektive Form der Supervision, die jedoch wegen ihrer Komplexität nicht unbedingt geeignet ist, die ersten Schritte der Therapeut:in ins offene Setting zu begleiten. Im Kern geht es dabei nämlich darum, die therapeutische Beziehung in ihrer Gesamtdimension, also die

58 Moser, 2013; Heisterkamp, 2020.

59 Heisterkamp, 2020.

körperliche einschließend, szenisch darstellbar zu machen. Das kann man so machen, dass bestimmte Szenen aus einer Behandlung durchgespielt werden, wobei unterschiedliche Variationen vorstellbar sind. Die vermutlich häufigste sieht so aus: Eine Gruppenteilnehmer:in spielt die Patient:in, eine andere die Therapeut:in. Die Spielszene dient in der Folge als Anregung für die Assoziationen der Gruppenteilnehmenden, die dann in der Gruppe gemeinsam durchgearbeitet werden.

Ausblick und Dank

Die »ersten Schritte« sollten von der Zielsetzung her einen ersten Überblick über die Chancen, aber auch Risiken des körperpsychotherapeutischen Vorgehens vermitteln und hoffentlich Interesse wecken an einem extrem spannenden therapeutischen Feld. Die Arbeit am Körperselbst ist ein guter Ausgangspunkt, um verschiedene Techniken, die vorgestellt wurden, auszuprobieren und unter Supervision zu verfeinern. Das volle Potenzial dessen, was Körperpsychotherapie zu bieten hat, entfaltet sich, wenn man flexibel zwischen unterschiedlichen therapeutischen Funktionen zu wechseln vermag und wenn man versteht, auf welche Weise man zielführend *die Ebenen wechselt*, d. h. von der verbalen Ebene in die Körperebene, wieder ins Verbale, usw.

Wirklich interessant wird es, wenn ich als Therapeut:in keine Angst mehr davor habe, mich punktuell verwickeln zu lassen. Denn: *Wer sich nicht verwickeln lässt, spielt keine Rolle.*[60] Wirklich interessant wird es zudem, wenn die erlernten Techniken dermaßen automatisiert sind, dass ich sie gar nicht mehr als Techniken betrachten muss, sondern als individuell maßgeschneiderte Beziehungsangebote. Auf dieser Stufe der professionellen Entwicklung angekommen ist Körperpsychotherapie eine Art Schlaraffenland. Die Palette der Zugangsmöglichkeiten ist schier unbegrenzt. Der therapeutischen Kreativität sind keine Grenzen gesetzt. Körperpsychotherapie ist kein Allheilmittel, aber fachkundig eingesetzt ist sie eine Anleitung zum Lebendigsein.

Mein Dank gilt den Teilnehmenden der Körperselbsterfahrungsgruppe an der Wiener Sigmund Freud PrivatUniversität, die meine Frau Christine und ich ab 2016 begleiteten und deren Fragen die Entstehung dieses Buchs wesentlich inspirierten. Mein besonderer Dank gilt Thomas Siegmund, der sich zwecks Veranschaulichung des Dargestellten für Fotoaufnahmen zur Verfügung stellte. Herzlichen Dank ebenso an den Psychosozial-Verlag für die gute Betreuung!

---

60 Hinz, 2002.

Literatur

Akoluth, M. (2004). *Unordnung und spätes Leid. Bericht über den Versuch, eine misslungene Analyse zu bewältigen*. Königshausen & Neumann.

Arbeitskreis OPD (Hg.). (2023). *Operationalisierte Psychodynamische Diagnostik. Das Manual für Diagnostik und Therapieplanung*. Hogrefe.

Balint, M. (1997). *Therapeutische Aspekte der Regression. Die Theorie der Grundstörung*. 2. Aufl. Klett-Cotta.

Boyesen, G. & Boyesen, M.-L. (1987). *Biodynamik des Lebens. Die Gerda-Boyesen-Methode. Grundlage der biodynamischen Psychologie*. Synthesis.

Busch, T. (2006). Therapeutisches Berühren als reifungsfördernde Intervention. In G. Marlock & H. Weiss (Hg.), *Handbuch der Körperpsychotherapie* (S. 517–529). Schattauer.

Deimel, J. (2019). »Das gibt's doch nicht! Ich dachte, das hätte ich schon hinter mir …« *Psychoanalyse und Körper, 43*, 109–115.

Downing, G. (1996). *Körper und Wort in der Psychotherapie. Leitlinien für die Praxis*. Kösel.

Geißler, C. (1998). »Den Löffel in die Hand nehmen …« In P. Geißler (Hg.), *Analytische Körperpsychotherapie in der Praxis. Leben lernen 127* (S. 83–98). Pfeiffer.

Geißler, C., Geißler, D., Geißler, P., Hitthaler-Waigner, P. & Polz, J. (2019a). Auf welche Weise kann der Körper und kann die körperliche Handlungsebene in der Psychotherapie relevant werden? Fragen aus der Perspektive von Studentinnen und Studenten. *Psychoanalyse und Körper, 34*, 30–34.

Geißler, C., Geißler, D., Geißler, P., Hitthaler-Waigner, P. & Polz, J. (2019b). Auf welche Weise kann der Körper und kann die körperliche Handlungsebene in der Psychotherapie relevant werden? Fragen aus der Perspektive von Studentinnen und Studenten: Risken psychodynamischer Körperpsychotherapie. *Psychoanalyse und Körper, 35*, 60–70.

Geißler, C., Geißler, D., Geißler, P., Hitthaler-Waigner, P. & Polz, J. (2020a). Auf welche Weise kann der Körper und kann die körperliche Handlungsebene in der Psychotherapie relevant werden? Fragen aus der Perspektive von Studentinnen und Studenten: Rollenangebote in der psychodynamischen Körperpsychotherapie. *Psychoanalyse und Körper, 36*, 96–105.

Geißler, C., Geißler, D., Geißler, P., Hitthaler-Waigner, P. & Polz, J. (2020b). Auf welche Weise kann der Körper und kann die körperliche Handlungsebene in der Psychotherapie relevant werden? Fragen aus der Perspektive von Studentinnen und Studenten: Übergang ins offene Setting, Voraussetzungen und Nutzen. *Psychoanalyse und Körper, 37*, 37–54.

Geißler, C., Geißler, P. & Hofer-Moser, O. (2004). Überlegungen zum Abstinenzbegriff. In D. Hoffmann-Axthelm (Hg.), *Mit Leib und Seele – Wege der Körperpsychotherapie. Körper und Seele, Bd. 1* (S. 107–138). 2. Aufl. Schwabe.

Geißler, P. (2008). *Der Körper in Interaktion. Handeln als Erkenntnisquelle in der psychoanalytischen Therapie*. Psychosozial-Verlag.

Geißler, P. (2017). *Psychodynamische Körperpsychotherapie*. Vandenhoeck & Ruprecht.

Geißler, P. (2021). Beispiel der Initialphase einer Setting-Öffnung. *Psychoanalyse und Körper, 39*, 50–59.

Geißler, P. (2024, i. D.). Psychodynamische Körperpsychotherapie. In A. Gumz & S. Hörz-Sagstetter (Hg.), *Psychodynamische Psychotherapie in der Praxis*. Beltz.

Geißler, P. & Heisterkamp, G. (2013). *Einführung in die analytische Körperpsychotherapie*. Psychosozial-Verlag.

Geißler, P. & Rieken, B. (Hg.). (2017). *Der Körper in der Individualpsychologie. Theorie und Praxis*. Psychosozial-Verlag.

Geißler, P. & Sassenfeld, A. (Hg.). (2013). *Jenseits von Sprache und Denken. Implizite Dimensionen im psychotherapeutischen Geschehen*. Psychosozial-Verlag.

Geißler, P. & Worm, G. (2012). Das Erleben körperpsychotherapeutischer Fortbildung von Psychoanalytikern im Rückblick. *Psychoanalyse und Körper, 20*, 71–83.

Gershon, M. D. (1999). *The Second Brain. A Groundbraking New Understanding of Nervous Disorders of the Stomach and Intestine*. HarperPerennial.

Geuter, U. (2015). *Körperpsychotherapie. Grundriss einer Theorie für die klinische Praxis*. Springer.

Geuter, U. (2019). *Praxis Körperpsychotherapie. 10 Prinzipien der Arbeit im therapeutischen Prozess*. Springer.

Heisterkamp, G. (2020). Nachbildende Supervision als Einübung in die leibfundierte analytische Psychotherapie. *Psychoanalyse und Körper, 36*, 46–66.

Hinz, H. (2002). *Wer sich nicht verwickeln lässt, spielt keine Rolle. Zu Money-Kyrle: Normale Gegenübertragung und mögliche Abweichungen Jahrbuch der Psychoanalyse*. frommann-holzboog.

Jaeggi, E. (2018). Integratives Arbeiten in der psychodynamischen Therapie. In A. Gumz & E. Hörz-Sagstetter (Hg.), *Psychodynamische Psychotherapie in der Praxis* (S. 698–708). Beltz.

Moser, T. (2013). Szenische Supervision. In P. Geißler & G. Heisterkamp (Hg.), *Einführung in die analytische Körperpsychotherapie* (S. 169–174). Psychosozial-Verlag.

Páramo-Ortega, R. (1988). Überlegungen zum Begriff der »Grundeinstellungen« in der Gegenübertragung – ein vernachlässigter Aspekt der Gegenübertragung? In P. Kutter, R. Páramo-Ortega & P. Zagermann (Hg.), *Die psychoanalytische Haltung. Auf der Suche nach dem Selbstbild der Psychoanalyse* (S. 3–16). Verl. Internat. Psychoanalyse.

Pechtl, W. (1991). *Zwischen Organismus und Organisation. Wegweiser und Modelle für Berater und Führungskräfte*. Veritas.

Petzold, H. (Hg.). (1980). *Die Rolle des Therapeuten und die therapeutische Beziehung*. Junfermann.

Plecko, J. (2018). Selbsterfahrungsbericht zur Gruppenselbsterfahrung zum Thema Körperpsychotherapie. Ein Erfahrungsbericht. *Psychoanalyse und Körper, 32*, 128–134.

Ranefeld, J. (2005). Vis à vis: Psychoanalyse Aug' in Auge, Aug' um Auge. In P. Geißler (Hg.), *Nonverbale Interaktion in der Psychotherapie. Forschung und Relevanz im therapeutischen Prozess* (S. 103–115). Psychosozial-Verlag.

Rudolf, G. (2004). *Strukturbezogene Psychotherapie (SP). Leitfaden zur psychodynamischen Therapie struktureller Störungen*. Schattauer.

Rudolf, G. (2010). *Psychodynamische Psychotherapie*. 2. Aufl. Schattauer.

Sandler, J. (1976). Gegenübertragung und Bereitschaft zur Rollenübernahme. *Psyche, 30*, 297–305.

Shedler, J. (2010). The Efficacy of Psychodynamic Psychotherapy. *Am. Psychol., 65*(2), 98–109.

Sommer, V. (1992). *Lob der Lüge. Täuschung und Selbstbetrug bei Tier und Mensch*. C.H. Beck.

Ware, R. (2007). Gruppentherapie und Gegenübertragungskapazität. In P. Geißler & G. Heisterkamp (Hg.), *Psychoanalyse der Lebensbewegungen. Zum körperlichen Geschehen in der psychoanalytischen Therapie. Ein Lehrbuch* (S. 413–438). Springer.

Will, H. (2019). *Psychoanalytische Kompetenzen. Standards und Ziele für die psychotherapeutische Ausbildung und Praxis*. Kohlhammer.

Worm, G. (2007). Zum Umgang mit Handlungsdialogen in der therapeutischen Beziehung. In P. Geißler & G. Heisterkamp (Hg.), *Psychoanalyse der Lebensbewegungen. Zum körperlichen Geschehen in der psychoanalytischen Therapie. Ein Lehrbuch* (S. 211–238). Springer.

Yeomans, F.E., Clarkin, J.F. & Kernberg, O.F. (2016). *Übertragungsfokussierte Psychotherapie für Borderline-Patienten: Das TFP-Praxismanual*. Schattauer.

Psychosozial-Verlag

Peter Geißler, Günter Heisterkamp

Einführung in die analytische Körperpsychotherapie

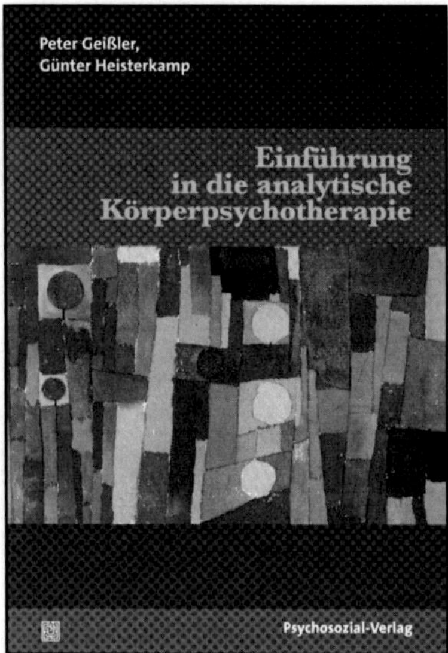

2013 · 211 Seiten · Broschur
ISBN 978-3-8379-2239-4

Analytische Körperpsychotherapie erweitert das klassische psychoanalytische Setting um die körperliche Interaktion zwischen Patient und Therapeut.

Mit Blick auf körperliche Prozesse wird das Prinzip der Nachträglichkeit – das verbale Durcharbeiten von Vorgängen, nachdem sie geschehen sind – durch unmittelbare Handlungen ergänzt, wobei psychische Vorgänge implizit erfasst und verändert werden.

In der vorliegenden Einführung werden die Grundlagen der analytischen Körperpsychotherapie herausgearbeitet und konkrete Behandlungsmethoden vorgestellt. Darüber hinaus werden spezielle Settingvarianten und Indikationsbereiche von renommierten Körperpsychotherapeuten praxisnah dargestellt. Ein Überblick über den aktuellen wissenschaftlichen Diskurs, Weiterbildungsmöglichkeiten und zukünftige Entwicklungspotenziale runden den Band ab.

Unter Mitarbeit von Siegfried Bettighofer, Rudolf Maaser, Tilmann Moser, Gabriele Poettgen-Havekost, Thomas Reinert, André Sassenfeld, Robert Ware und Jutta Westram

Walltorstr. 10 · 35390 Gießen · Tel. 0641-969978-18 · Fax 0641-969978-19
bestellung@psychosozial-verlag.de · www.psychosozial-verlag.de

Psychosozial-Verlag

Peter Geißler, André Sassenfeld (Hg.)

Jenseits von Sprache und Denken

Implizite Dimensionen im psychotherapeutischen Geschehen

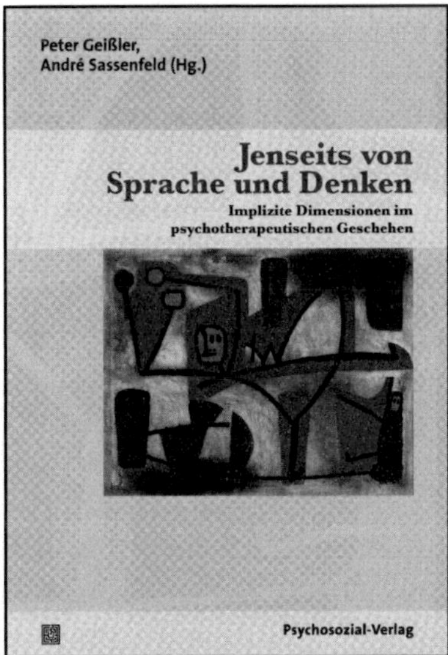

2013 · 366 Seiten · Broschur
ISBN 978-3-8379-2233-2

»Wir wissen mehr, als wir zu sagen vermögen.«

Michael Polanyi

Entscheidende therapeutische Veränderungsprozesse vollziehen sich auf eine unserem Bewusstsein nur schwer zugängliche Weise. Jede Anpassung an Lebensumstände hängt fundamental von impliziten, nicht bewussten, präreflexiven und automatisierten Prozessen ab, die jenseits des Denkens und der Sprache liegen. Deshalb ist in den letzten Jahrzehnten das implizite Beziehungswissen immer stärker ins Blickfeld der interdisziplinären Forschung geraten. Es erweist sich als Bindeglied zwischen Psychologie und Biologie.

Aus Sicht der Psychoanalyse, der Bioenergetischen Analyse und der Analytischen Körperpsychotherapie arbeiten die Beiträger und Beiträgerinnen unterschiedliche Zugänge und Facetten des Impliziten als verkörperte Beziehungsdimension heraus. Dabei berücksichtigen sie unter anderem die Neurowissenschaften, die Säuglingsforschung und die neuropsychologische Gedächtnisforschung.

Mit Beiträgen von Michael B. Buchholz, Jörg Clauer, Peter Geißler, Sebastian Leikert, André Sassenfeld, Maria Steiner Fahrni und Thomas Stephenson

Walltorstr. 10 · 35390 Gießen · Tel. 0641-969978-18 · Fax 0641-969978-19
bestellung@psychosozial-verlag.de · www.psychosozial-verlag.de

Psychosozial-Verlag

Otto Hofer-Moser

Leibtherapie

Eine neue Perspektive auf Körper und Seele

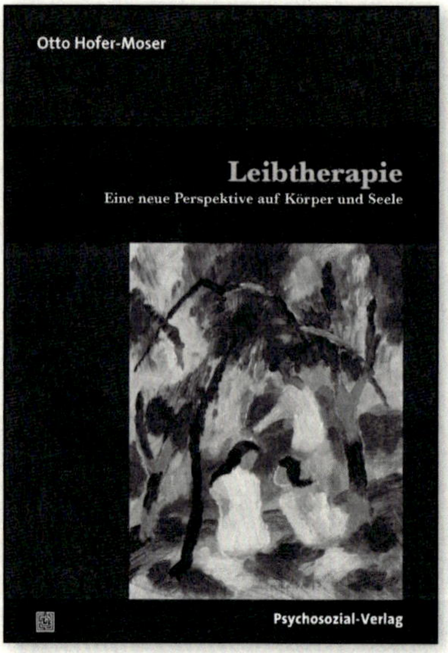

2018 · 296 Seiten · Broschur
ISBN 978-3-8379-2730-6

Otto Hofer-Moser beschäftigt sich mit der Frage, wie in der Psychotherapie den unterschiedlichen Entfremdungsphänomenen des modernen Menschen hinsichtlich seines Leibs begegnet werden kann. Auf Basis des umfassenden Leibkonzeptes der Integrativen Therapie und in Bezug auf die aktuellen Embodiment-Konzepte, Überlegungen zur nonverbalen Kommunikation, szenisches Arbeiten sowie insbesondere auf achtsamkeitsbasierte Zugänge entwirft der Autor sein erweitertes methodenintegratives Konzept der Leibtherapie.

Die ebenso kenntnisreichen wie sensiblen Ausführungen zeichnen sich durch eine gelungene und gut verständliche Verschränkung von Theorie und Praxis aus, die philosophische Überlegungen mit therapeutischen Umsetzungen und der kritischen Reflexion des sozialen Kontextes verbindet. Auf diese Weise und anhand anschaulicher Fallbeispiele wird die individuelle Anwendung des vorgestellten Konzepts erleichtert.